吕怀智　范永坤◎编著

全家人的
健康好『食』光

养好体质少生病

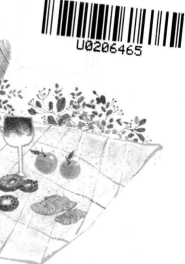

U0206465

 中国健康传媒集团

中国医药科技出版社

内容提要

本书是一本介绍日常科学饮食、保障饮食安全的养生科普书。全书通过"避开饮食误区""饮食合理搭配与食品安全""合理烹饪""常见食材的选购与食用""不同人群的饮食""一年四季的保健饮食""常见疾病的饮食宜忌"七个部分，将与人们日常饮食息息相关的内容，全方位地展示给读者，帮助大家做好饮食保健，促进身体健康。本书适合所有注重食疗保健或需要一定科学饮食指导的人群阅读。

图书在版编目（CIP）数据

全家人的健康好"食"光，养好体质少生病／吕怀智，范永坤编著.
—北京：中国医药科技出版社，2019.2
　　ISBN 978 - 7 - 5214 - 0683 - 2

　　Ⅰ.①全… Ⅱ.①吕…②范… Ⅲ.①饮食卫生 – 基本知识
②食品营养 – 基本知识 Ⅳ.①R151.4

中国版本图书馆 CIP 数据核字（2019）第 015754 号

责任编辑　胡云霞
美术编辑　杜　帅
版式设计　曹　荣

出版　**中国健康传媒集团│中国医药科技出版社**
地址　北京市海淀区文慧园北路甲 22 号
邮编　100082
电话　发行:010 – 62227427　　邮购:010 – 62236938
网址　www. cmstp. com
规格　710 × 1000mm$^{1}/_{16}$
印张　14$^{3}/_{4}$
字数　170 千字
版次　2019 年 2 月第 1 版
印次　2019 年 2 月第 1 次印刷
印刷　香河县宏润印刷有限公司
经销　全国各地新华书店
书号　ISBN 978 – 7 – 5214 – 0683 – 2
定价　35.00 元

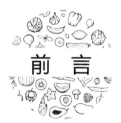

前　言

　　随着人们保健意识的提高，大多数人都在积极寻找适合自己的保健品。其实，经常被我们忽略的、与我们健康息息相关的日常饮食，才是最好的保健品。因为它安全、健康、无添加，而且不用额外浪费时间、金钱，只要按照健康饮食的大方向，将其细化到一日三餐中即可。

　　饮食的重要性人们都知道，任何生物都要从"饮食"中汲取生命活动所需要的能量。但是人类发展到今天，饮食已经不仅仅具有让人们生存下去的意义，它的美味和保健功效，更能让人的精神和身体得到双重满足。

　　本书通过"避开饮食误区""饮食搭配与安全""健康的烹饪""常见食材的选购与食用""不同人群的不同饮食""一年四季的保健饮食""常见疾病的饮食宜忌"七部分与人们日常饮食息息相关的内容，帮助大家了解饮食的保健功效，并将一些饮食注意事项分门别类，细化到日常饮食中，以方便大家查找，对人们健康起到"润物细无声"的效果。全书内容详略得当，通俗易懂，是老少咸宜的日常饮食养生科普书。

编 者

2018 年 10 月

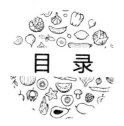

目 录

第一章 健康好身体，从饮食开始

第七章　药食同源，常见疾病的饮食调理

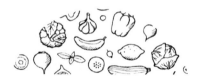

第一章 健康好身体，从饮食开始

——第一节 不良的饮食习惯，健康道路上的绊脚石

日常生活中，藏着一些不健康的饮食习惯，有时候是心知肚明，但觉得一次两次没有关系，所以不在意；有时候是真的不知道，久而久之对健康造成负面影响。所以，大家应深度了解不健康的饮食习惯，不要让它成为健康道路上的绊脚石。

1. 暴饮暴食

暴饮暴食是指在短时间内进食大量食物，超过胃肠功能的负荷。暴饮暴食不仅容易引起急性胃扩张，诱发急性胃肠炎、急性胃溃疡穿孔，甚至还是诱发心脏病、急性胰腺炎的元凶之一，是饮食的第一大忌。

2. 口味重

近代医学和营养学已经证明，人体摄入大量盐分对健康不利，特别是增加了高血压的发病风险。世界卫生组织（WHO）推荐健康人每日吃盐总量不宜超过 6 克，糖尿病非高血压患者不超过 5 克，高血压患者不超过 3 克，糖尿病高血压患者不超过 2 克。

　　除此之外，口味重不仅与盐的摄入量相关，还与高糖、高油等各种肥甘厚腻类食物的超标、超量摄入有关。众所周知，高糖饮食容易引发高血糖、高油腻食物容易引发高血脂等，并由此引发心脑血管病、糖尿病、高血压病、肥胖症等一系列疾病。

　　3. 大量饮酒或饮烈性酒

　　酒的主要成分是酒精，属于纯热量物质，每克酒精可提供大约 7 千卡的热量，远远超过主食的产热量。因此长期饮酒容易因为摄入热量过剩而造成肥胖。如果少量饮用果酒、低度酒，可增加胃液分泌，增加食欲，促进消化，有一定好处。但是如果大量饮酒或者长期饮烈性酒，则会刺激胃黏膜，降低食欲，引起消化不良等肠胃疾病，损害肝、肺和神经系统功能，增加罹患高血压病、中风等疾病风险。

　　4. 大量进食腌制食品

　　咸菜、咸鱼、火腿、香肠等都属于腌制食品，这些食品均含有较高的硝酸盐，容易转化成亚硝酸盐或亚硝胺，前者对身体已经有害，不过稍轻，后者则属于致癌物质，会增加罹患食管癌、胃癌、肝癌和大肠癌等疾病风险。

　　5. 盲目迷信保健品

　　根据我国《保健食品管理办法》的规定，所谓"保健食品"，是指具有某种特定保健功能的食品，即适宜于特定人群食用，具有某种调节人体功能，不以治疗疾病为目的的食品。目前有不少人对保健品盲目迷信，认为吃总比不吃好，吃了保健品什么病都能好，其实这是非常错误的认知，保健品重在调理、预防，而非治疗，与药品存在根本性的不同，而且应用范围小于一般意义上的普通食品，应用对象是特定人群而非全体人群。所以如果有保健品宣称适用于全部人群，可以帮助治疗疾病，那么请一定要擦亮眼睛，其具有欺骗性。

—第二节 反式脂肪酸，餐桌上的"定时炸弹"

近年来，"反式脂肪酸"已成为一个食品安全方面的敏感词汇，许多人谈之色变，甚至将其列为"餐桌上的定时炸弹"。那么反式脂肪酸到底是什么东西？它是如何产生的？对人体又有哪些伤害呢？

说到反式脂肪酸，就要先说说脂肪。我们平时常说的脂肪，是由脂肪酸和甘油形成的甘油三酯，动物油和植物油也是如此。反式脂肪酸也只是脂肪酸的一种，因其化学结构上有一个或多个"非共轭反式双键"而得名，是一种不饱和脂肪酸。

反式脂肪酸主要有两个来源：一是来源于天然食物，主要来源于反刍动物，如羊、牛等的肉、脂肪、乳和乳制品；二是来源于加工过程，主要是植物油的氢化、精炼过程。另外，食物煎炒、烹炸过程中，若油温过高且时间较长的话也会产生少量反式脂肪酸。

食品加工中常使用氢化植物油，而氢化植物油不能完全等同于反式脂肪酸。植物油不完全氢化才会产生反式脂肪酸，完全氢化的部分是饱和脂肪酸。虽然饱和脂肪酸不会同反式脂肪酸一样给人体健康造成威胁，但是如果食物中饱和脂肪含量大幅上升，也不宜过多食用。

日常饮食中，摄入过多反式脂肪酸会提高血液中脂肪的浓度，导致血浆中低密度脂蛋白胆固醇上升，高密度脂蛋白胆固醇下降，造成血管变窄，增加罹患冠心病等心血管疾病的风险。另外，摄入过多反式脂肪酸还会对婴幼儿和青少年的生长发育产生不良影响，减少男性激素分泌，增加女性不孕的风险，所以一定要将反式脂肪酸的摄入量控制在适当范围。

世界卫生组织（WHO）2003 年建议反式脂肪酸的供能比应低于 1%，也就是说反式脂肪酸的日摄入量不应超过 2 克。《中国居民膳食指南（2016）》建议，每日烹调油摄入量应控制在 25～30 克；不宜过多食用含有氢化植物油的加工食品，如威化饼干、奶油面包、夹心饼干、薯片、方便面、巧克力酱、花生酱等。

除此之外，在选购食品时，我们可以查看食品包装袋上的配料表或营养成分表，以此减少选购反式脂肪酸含量过高的食品。《预包装食品营养标签通则》规定，如果食品配料中含有或生产过程中使用了氢化和（或）部分氢化油脂，须在食品标签的营养成分表中标示出反式脂肪酸含量。

氢化油脂在标签配料表中常见的几种表述形式包括氢化植物油、部分氢化植物油、氢化棕榈油、氢化大豆油、植物起酥油、人造奶油等。另外，如果食品标签配料表出现"内含棕榈油""人造脂肪""精炼""植物末""复合脂质配料"等标识，购买时也要注意，这些食品都是含有反式脂肪酸的。

— 第三节　碳酸饮料，容易"绑架"体内的钙元素

早在 100 多年以前，荷兰人就将碳酸饮料带到了中国，称为"荷兰水"。清朝人葛元熙在《沪游杂记》里曾提到晚清时上海卖汽水的情景："夏令有荷兰水，柠檬水，系机器灌水与汽入于瓶中，开时，其塞爆出，慎防弹中面目。随到随饮，可解散暑气。"现如今，可乐等碳酸饮料早已风靡全球，成为我们的日常饮品。

碳水化合物是自然界存在很广泛的一类物质，是食物的主要成分之

一，由碳、氢、氧三种元素组成，又称糖。碳酸饮料产品是指在一定条件下充入二氧化碳气体的饮料，主要成分包括碳酸、柠檬酸等酸性物质和白糖、香料等，有些碳酸饮料还含有咖啡因、人工色素等。

少量饮用碳酸饮料，可以为人体补充水分，对维持体内的水液电解质平衡有一定作用；同时可以提升血糖，并刺激大脑中的海马区，使其变得活跃，在一定程度上预防老年痴呆。二氧化碳还具有一定的杀菌、抑菌作用。但是，如果大量饮用、长期饮用或者直接用它来代替白开水，那么大量碳酸便会进入我们的体内，绑架体内的钙元素。

研究表明，碳酸饮料中含量较高的磷可能会改变人体的钙、磷比例，过量饮用碳酸饮料会使人发生骨折的危险增加 3 倍左右。如果在剧烈活动的同时，再过量饮用碳酸饮料，骨折的危险可能增加 5 倍。对于正处于骨骼发育重要时期的儿童和青少年来说，高磷低钙饮食的不均衡摄入，还会对骨峰量产生不利影响，造成骨骼发育迟缓；对于老年人来说，钙元素的流失会加剧骨质疏松。此外，碳酸饮料还容易损坏牙齿，软化牙釉质，导致牙齿形成龋洞，影响牙齿健康。

除此之外，碳酸饮料还容易引发肾结石、影响消化、导致肥胖等。因此，人们即使比较喜欢碳酸饮料的味道，也要抵制住诱惑，应根据自身情况适量饮用，保证对其饮用量低于日常饮水量的 30%。

▎第四节　油炸和膨化食品，卡路里尤其高

卡路里一直是爱美女性最为关注的数值之一。因为既想吃零食，又怕会变胖，所以女性朋友们总会费心思去关注它，看看怎么样才能做到吃好又不长胖。那么，卡路里到底是什么呢？

具体来说，卡路里是一个计算热量的能量单位。在 1 个大气压下，1 卡路里的能量或热量可以将 1 克水的温度升高 1 摄氏度。1 卡路里约等于 4.186 焦耳。

热量不仅可以为人体生命活动（如血液循环、呼吸、消化吸收等）提供所需的能量，也可以为人们从事运动、工作和生活等各项活动提供所需要的能量。因此人们可以根据食物中所含卡路里的多少以及自身能量需要来调整自己的饮食摄入量，同时根据需要制定适合自己的运动健身计划，达到健康养生、减肥瘦身的目的。比如减肥人士可以通过运动来燃烧脂肪，加速消耗卡路里，达到健康瘦身的效果。

在形形色色的食品当中，油炸和膨化食品的卡路里尤其高。严格意义上来说，油炸食品是膨化食品中的一种，都在世界卫生组织（WHO）公布的全球垃圾食品之列。膨化食品又称挤压食品、喷爆食品、轻便食品等，是近些年国际上发展起来的一种新型食品。广义上的膨化食品，是指凡是利用油炸、挤压、沙炒、焙烤、微波等技术作为熟化工艺，在熟化工艺前后，体积有明显增加现象的食品。狭义上的膨化食品，是指以膨化工艺过程生产的食品。

膨化食品"四高一多"——高脂肪、高热量、高盐、高糖、多味精。食用过量容易导致营养不均衡、脂肪堆积，影响心血管健康。加之膨化食品中普遍含有铅、铝，长期食用容易造成慢性铅中毒，影响儿童智力发育；其中还含有人工色素，过量食用会影响神经系统的信号传导，刺激大脑神经，出现情绪不稳、躁动、注意力不集中、行为过激等现象。因此偶尔摄入膨化食品没关系，千万别成为日常饮食的常态，或者占据日常饮食的大部分。

膨化食品中的油炸食品，对人体健康的危害更大。这个危害一方面来自外界环境，因为很多油炸食品的生产环境不够安全卫生，如路边摊；另一方面来自油炸食品本身对人体健康的威胁。

油炸食品，以我们日常生活中常接触的油条、麻花、炸鸡腿为例。油条的热量是 386 千卡/100 克，麻花的热量是 524 千卡/100 克，炸鸡腿的热量为 261 千卡/100 克。单纯地说这些热量，很难有感观的认识，但是如果将其换算为运动量，大家就知道这些热量的"恐怖"了。一般来说，在跑步机上以 8 公里/小时的速度跑步近 40 分钟，才能消耗 240 千卡热量，连一个鸡腿的热量都消耗不完。所以说经常吃油炸食品，很容易因为每天脂肪提供的热量明显超标而造成肥胖。

除此之外，油炸食品不易消化，过量食用容易感到胸口发闷发胀、恶心、呕吐或消化不良。加工过程中的高温容易破坏维生素、蛋白质，影响营养吸收的同时，充沛的热量还会升高人体内血脂、胆固醇，导致心血管病变，损伤肝脏。如果是淀粉类的油炸食品，在超过 120℃的高温烹饪下，很容易产生大量致癌物质丙烯酰胺，而且加工温度越高其含量也越高。丙烯酰胺属于 2 类致癌物，可以经皮肤、呼吸道和消化道吸收，影响神经系统。大部分食物在油炸之前都要裹上一层面粉浆，所以必然会产生丙烯酰胺，具有致癌风险。

当然，以上只是说膨化食品，尤其是过量食用油炸食品会造成健康威胁，但不是说完全不能吃。随着人们对营养要求的提高，以及膨化技术的发展和改变，目前不少膨化食品的维生素破坏率有所降低。膨化食品的蛋白质、碳水化合物、脂肪、糖、钠等营养元素的配比也趋向合理。所以对于没有肥胖、高血压、高血糖、高血脂的健康人来说，挑选正规厂家，标识说明完整且详细，配料表上脂肪含量低、热量低、钠含量低的食品，并且适量食用对身体健康并不会造成太大影响。

第五节 高糖食品，肥胖的幕后推手

甜食因为口感好、卖相佳，一向是我们选购食品的心头好。像冰淇淋、蛋糕、糖果等，已经成为我们日常生活中不可或缺的"甜蜜"。

心情不好的时候适量吃甜食，可以让人心情变好。研究表明，人在心烦意乱、情绪低落的时候，脑部最需要的就是糖分和 B 族维生素。此时摄入一些甜食可以直接转化为糖分，其所含的碳水化合物也可以促进 B 族维生素的摄入，满足脑部的能量需求，帮助排解不良情绪。

对于低血压、低血糖等患者来说，久坐、蹲太久或暴晒后，猛地站起来很可能会有头晕、手脚冰凉、全身无力等症状，吃甜食可以迅速缓解这一症状。而且适当吃甜食还可以在短时间内补充体力，解除肌肉紧张，促进食欲等。

甜食健康威胁多，适量食用是关键

有需要或比较喜欢吃甜食的人，只要掌握好度，平时依然可以吃甜食。不过经过计算，60 公斤的成年人 1 天摄入的甜食宜控制在 60 克左右；儿童青少年宜控制在 40 克左右，长期、过量摄入甜食，会导致多种健康威胁。

1. 导致肥胖

众所周知，食用过多甜食会导致肥胖。因为人体无法消耗的糖分会在体内转化为脂肪储存。

2. 诱发糖尿病

因为摄入糖分过多会对免疫力造成不良影响，血糖浓度的提升也会加重体内胰岛细胞的负担，诱发糖尿病。

3. 加大骨折风险

糖分在体内的代谢需要消耗多种维生素和矿物质，长期过量摄入糖分容易造成体内维生素、矿物质缺乏，导致骨营养补充不足，加大骨折风险。同时，糖类代谢的中间产物，如丙酮酸、乳酸等，会使人体呈酸中毒状态。人体内的碱性物质钙、镁、钠等会参加中和作用，导致大量的钙被中和，使得骨骼缺钙而引发骨质疏松症。

4. 侵蚀牙齿

糖分会为口腔中的细菌滋长提供良好的条件，细菌和糖分结合会使牙齿、牙缝和口腔里的酸性增加，从而腐蚀牙齿，引起龋齿或口腔溃疡。

除此之外，糖分摄入过多还会导致失眠、视力变差、乳腺癌等一系列问题。

巧吃甜食，不发胖

想要放心吃甜食，除了控制摄入量之外，还可以参考以下小妙招。

1. 遵循"两不要"和"两记得"原则

所谓"两不要"，一是空腹的时候不要吃甜食。因为空腹时糖分会被立即吸收，导致血糖水平快速升高。而暂时性的高血糖容易与体内许多重要组织中的蛋白质发生反应，导致患慢性疾病的危险增大。二是吃甜食不要咀嚼太久，否则会加速牙齿老化，时间越长，老化程度越高。所谓"两记得"，一是吃完甜食后要记得漱口或者刷牙，保持口腔清洁。二是吃完甜食以后要记得做适量的运动，消耗掉甜食所带来的热量。

2. 学会选择甜食

优先选择天然的甜味食物，比如水果。这样不但能满足吃甜食的需求，而且水果中所含的低聚果糖等糖类还能促进体内有益菌的生长，抑制肠道致病菌和腐败菌繁殖。适当选择木糖醇口香糖等糖醇类食品，因为它们的能量更低，引起的餐后血糖反应也更低。

3. 要掌握吃甜食的适宜时间和禁忌时间

根据营养学建议，上午 10 点和下午 4 点左右是吃甜食比较适合的时间。此时工作中的人们一般处于疲惫状态，摄入少量甜食可以消除疲劳、调整心情、减轻压力。除了这两个时间点之外，运动之前适量吃些甜食可以满足人体的能量供应，弥补运动消耗的大量体能；出现低血糖症状时，适当摄入甜味饮品，可以帮助提升血糖；高热量甜品放在饭后吃比较合适，这样可以让其与正餐中的食物纤维一起被消化，降低热量的吸收，且不容易过度食用等。而晚上睡觉前则不宜吃甜食。因为晚上吃甜食的话，糖分得不到大量消耗，容易转化为脂肪储存在体内。

因此，享受甜食的同时，我们也要注意甜食给健康带来的潜在威胁。做到适度、适量食用，才能开心吃甜食，降低"副作用"。

第六节 少吃腌制类食品，否则健康要"抗议"

将食物腌制处理后进行储藏是一项传统的食品工艺。腌制类食品不仅耐储存，而且风味独特，比如腊肉、泡菜、咸菜、罐头、腐乳、果脯等，一直是餐桌上的常备菜品。但是，腌制食品对健康有一定危害，还是少吃为妙。

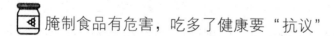腌制食品有危害，吃多了健康要"抗议"

1. 容易造成人体维生素 C 缺乏

蔬菜、果品在腌制过程中，维生素 C 几乎已经"全军覆没"，长期食用容易造成维生素 C 缺乏，引起各种炎症和溃疡。

2. 造成结石

腌制食品，尤其是腌制蔬菜中含有较多的草酸和钙，被大量吸收后，容易在肠道内形成草酸钙结晶沉淀，形成结石。

3. 影响黏膜系统，对肠胃有害

腌制食品一般钠盐含量超标，盐分浓度过高会损害胃肠道黏膜，增加胃肠炎症和溃疡的风险。

4. 容易致癌

腌制类食品中一般含有亚硝酸盐、硝酸盐等，可能产生有毒物质。如亚硝酸胺等，它是一种致癌物质，可导致食道癌和胃癌。

5. 加重肝脏、肾脏负担

很多腌制食品中添加了防腐剂、增色剂和护色剂等，虽然不过量并不会引起中毒，但仍然会加重人体肝脏、肾脏负担。而且火腿等制品大都是高盐食品，大量进食会导致钠摄入过量，影响人体内水平衡，造成血压波动及肾功能损害。

腌制食品怎么吃才能更健康

适量食用腌制食品，可以增加食欲，调节胃口，但不可长期、大量食用。而且选购、食用时应注意以下 3 点，尽量让自己和家人吃得更健康。

1. 选购正规腌制食品

正规渠道出产，良好的工艺和菌种会降低健康和中毒风险，还能提供一部分矿物质、膳食纤维。因此，选购正规厂家生产的腌制食品至关重要。

2. 烹饪时加入其他食材

在食用腌制类食品时，可以加入其他调剂食材，提升腌制食品的健康度。比如吃泡菜可以加入蒜泥、柠檬汁等，以此来杀菌，并且降低其中亚硝酸盐的含量，更有益于健康；吃腊肉等肉制品时可以加入新鲜蔬菜烹饪，增加维生素等营养元素的摄入量。

3. 腌制时间长一些

我国北方地区腌制咸菜、酸菜等食品，时间通常要在 30 天以上，南方地区腌制也要 20 天以上，这样亚硝酸盐含量大大降低，吃起来基本上是安全的。

总而言之，腌制食物不要长期摄入，从营养健康的角度来说，还是直接吃新鲜蔬菜、水果、肉制品等食物更好。

第七节　烧烤食用不当，健康就会亮红灯

日常生活中，有不少人流连于小摊小贩的特色烧烤，约上两个朋友，几瓶啤酒，几个小菜，迎着夜色在路边"撸串儿"，随心随性，忘却外界的繁忙与白天工作的压力，似是一种很自在的饮食生活方式，但是其中却隐藏着很多安全隐患。世界卫生组织公布了十大垃圾食品，烧烤就是其中之一。因此，烧烤虽然美味，但不能多吃，否则健康就会亮红灯。

走近烧烤，了解它"毒"在哪里

烧烤是指肉类或蔬菜串好后直接放在铁架上，以炭火或高温炉具通过适度的高温，使食材表面生成硬膜，呈金黄色，制成带有独特焦香味的料理，包括直火烧烤和间火烧烤两种。直火烤是将食物直接置于火上烧烤，比如素烧、盐烧、味噌烧、蒲烧、照烧、云丹烧等；间火烧烤发展至今，常见的有糊泥烤、串烤、红烤、酥烤、挂糊烤、面烤、叉烤、网烧等方

式。但无论用哪种烧烤方式做出的美味，都要注意适度、适量食用，否则便容易中烧烤的"毒"。

1. 致癌

致癌是提到烧烤就不得不提起的一种危害。肉类食物在烧烤过程中，脂肪焦化产生的热聚合反应也会与肉类食物中的蛋白质结合，从而产生一种叫苯并芘的高度致癌物质，这种致癌物质在体内蓄积，有诱发胃癌、肠癌的危险。此外，人体长时间处于烧烤环境中，也会有一些致癌物质通过皮肤、呼吸道、消化道等途径进入人体内。同时，烧烤之前的腌制环节容易产生亚硝胺，也是一种致癌物质。

2. 与吸烟危害等同

研究发现，长期吃烧烤的危害与吸烟等同，甚至比吸烟的危害还要高。美国一家研究中心的报告显示，吃一个烤鸡腿的毒性等同于吸60支烟。

3. 容易感染寄生虫

烧烤的肉类经常被烤得外焦里嫩，然而如果烤得不均匀，容易出现里面的肉还未熟透，甚至还是生的现象，食用后就可能导致感染寄生虫，有患脑囊虫病的隐患。

4. 营养物质利用率低

在烧烤的过程中，食物中的维生素、氨基酸会遭到破坏，蛋白质发生变性，严重影响食物中营养物质的利用率。

5. 威胁女性健康

研究发现，长期喜欢吃烧烤食物的女性，患乳腺癌的风险要比不爱吃烧烤食物的女性高出2倍。除此之外，长期吃烧烤食物也会增加女性患卵巢癌的风险。

6. 诱发现代病

烧烤食物一般具有脂肪高、热量高的特点，经常食用容易形成高血压、糖尿病、心血管疾病等"现代病"。

此外，烧烤的卫生安全一般难以保障，经常吃容易给肠胃造成负担，还容易导致上火、影响视力等问题。由此可见，烧烤确实有"毒"，平时偶尔吃一两次没关系，应尽量避免长期食用。

正确吃烧烤，美味又健康

在食用时，可以参考以下方法，让烧烤吃得尽量健康一些。

1. 不宜与啤酒搭配

很多人吃烧烤的时候都喜欢与啤酒搭配，殊不知这种吃法容易增加患癌风险。因此吃烧烤尽量喝白开水或茶水等，不宜喝啤酒。

2. 少吃肥肉、肉皮和糊了的肉

烧烤的肉类越肥，脂肪越多，产生的致癌物也越多，而烤焦了的，甚至糊了的肉皮、肉类所含致癌物更多。因此要少吃或尽量不吃肥肉、肉皮和糊了的肉。

3. 不要用太多调味料

烧烤如果用太多调味料，容易导致上火，造成牙龈出血、口腔溃疡、胃黏膜损伤、长痘等后果。如果要腌制烧烤食物，可以选用大蒜汁，不但有杀菌的作用，还可以减少烧烤时致癌物的产生。

4. 不宜用明火烧烤

明火烧烤会产生400多种致病物。因此，烧烤时最好包裹一层锡纸，避免过多的致癌物进入食物。相较于炭火烧烤来说，用电烤、铁板烧等工具更佳。

5. 不宜单吃烧烤

吃烧烤时不要单吃烧烤，最好搭配新鲜蔬菜，用蔬菜卷着吃。因为新鲜的绿叶菜中含有大量的叶绿素，具有抑制致癌物的致突变作用，还能为人体提供大量维生素，尤其是维生素 C，避免便秘。另外，还可以搭配含有淀粉的食物，如土豆、红薯、藕等。这样可以保证进食者营养摄入更均衡，增加肠道内的膳食纤维，起到清肠的作用。

6. 不宜频繁光顾路边摊

烧烤不宜多吃，更不宜频繁光顾路边小摊，因为路边摊食品的质量、卫生和安全等可能存在一定隐患。如果非常想吃，偶尔光顾一次解解馋即可。当然，自己在家烧烤更好，起码能保证饮食干净、卫生。

第八节　吃素，清清淡淡就是健康饮食吗

如今，吃素已经成为一种时尚，无论为了环保、减肥还是健康，越来越多的人加入了吃素的大军。但是，成为不折不扣的素食主义者，只吃蔬菜、水果就能健康了吗？

吃素有好处，但只吃素潜藏风险

吃素的好处是显而易见的，因为果蔬不仅可以为人体补充大量的膳食纤维、维生素，还具有天然的抗氧化营养素，对于保护心脏及大动脉，清除体内毒素有重要作用。同时，减少肉类的食用，还会降低感染寄生虫的风险，并减少肾脏和肠胃的负担。但是需要注意的是，只吃素对健康也有诸多风险。因为素菜和荤菜是食物链上的两个极端，不能严重倾向于哪一边，否则容易导致营养失衡，对健康产生以下威胁。

1. 营养元素缺乏

很多人吃素吃得不够均衡、多样化，容易导致营养元素缺乏。比如缺铁，人体对植物食品中的铁的吸收率较差，长期缺铁容易导致贫血；缺乏

维生素 B_{12}，维生素 B_{12} 是造血过程和神经系统所必需的营养元素，几乎只存在于动物性食品中；影响钙、锌的吸收，植物食品中大多含有植酸和草酸，摄入过多会妨碍钙、锌的吸收，缺钙不利于骨骼健康，缺锌则会影响免疫功能；摄入热量偏低，长期吃素的人一般蛋白质、脂肪摄入不足，导致长期摄入热量偏低，容易引发营养不良。因此，长期食素者要注意营养素的合理搭配，以免因为营养元素缺乏导致疾病。

2. 免疫力下降

长期蛋白质摄入不足，对人体的抵抗力影响很大，会使人体内的碳水化合物、蛋白质、脂肪比例失衡，从而导致贫血、消瘦、消化不良、记忆力下降等症状。

3. 导致不孕

研究表明，女性长期吃素会影响体内激素分泌，严重的甚至可能导致不孕。尤其是年龄超过 30 岁的女性，生育能力本身已经下降，吃素更需要谨慎。

4. 不利于降压

很多患有高血压的人以为不吃肉就能控制住高血压，因而拒绝任何荤腥，将素食坚持到底。实际上，这样做反而不利于控制高血压。因为长期吃素，拒绝动物蛋白和脂肪的摄入，容易导致血管弹性变差，最终导致血压居高不下。研究表明，如果血脂偏高，可以通过运动、改善饮食结构、使用药物等来恢复。但是如果血管弹性变差，则很难恢复，所以纯素食是不可取的。

5. 引起胆结石

长期吃素，尤其是老年人长期吃素，会增加患胆结石的风险。研究证明，在患有胆结石的老年人中，有一半是由单纯素食引起的。

由此可见，在日常饮食中，荤素搭配才是最合理的饮食方式。在吃新鲜蔬菜的同时，适当加入蛋类、奶类、肉类等，使人体营养更加均衡。

正确吃素，让身体变得更健康

并不是长期只吃蔬果就能发挥吃素的益处。正确、科学地吃素才能让身体变得更健康。

1. 均衡比例

深受世界卫生组织和英、美等国卫生部认可的素食比例进餐法中提到，平衡合理的素食方法是：五谷或米饭类占 2 份，蔬菜水果占 2 份，豆类食物占 1 份。这个方法可以确保素食者摄取充足的营养，而不是单纯地只吃蔬菜、水果。

2. 摄取膳食纤维

在素食搭配中，成年人每日摄取膳食纤维量应为 25～35 克。富含膳食纤维的素食包括魔芋、燕麦、麦片、糙米、豆类、蔬菜、水果等。可以促进胃肠蠕动，有利于排出体内的废物和有毒物质。

3. 慎选食用油

加工素食时要注意食用油的选择，最好选用橄榄油、花生油等植物油。而且每次用油不宜过多，以免起不到吃素的作用，反而导致高血脂、动脉硬化等疾病。

4. 注意盐分摄入量

钠和钾可以相互协调，共同保持人体的水分平衡、调节酸碱平衡、维持渗透压，如此才能确保人体正常的新陈代谢。食盐是人体中钠的主要来源，但是吃太多盐会导致高血压，因此想要发挥吃素的益处，最好选择低钠盐或者其他低盐分酱油等作为调味品。尤其是中老年人或有家族病史的人，更要选择低盐饮食。

5. 素食者仍需脂肪

适量摄入有益的脂肪类食物不但有益于健康，还能够起到增强抵抗力的作用。因此即使是吃素的人也应适当摄入富含脂肪的食物，如果实在不喜欢动物脂肪，可以用豆类及豆制品、坚果等这些富含植物脂肪的食物代替。

▬第九节　每天都喝水，但是你真的会喝吗

水是生命之源，与我们的健康息息相关，正所谓"人不可三日无水"。说明了水对人体的重要性。喝水，是我们日常生活中再普通不过的事情，然而水并不是喝得越多越好，也不是任何时候喝水都有益于健康。因此，即使我们每天都在喝水，也依然没有学会怎么喝。

水的诸多功效，不是饮料能够代替的

水对维持人体生命活动有十分重要的影响，其在人体内的含量约占体重的2/3。而日常我们饮用的水，更准确地说是烧开晾凉的白开水，带给身体的诸多功效，不是饮料能够产生和替代的。

白开水被誉为活性饮品，利于解渴，进入人体后可立即参与新陈代谢。人体内的血液、淋巴液、组织液等主要由水构成，渗透于组织细胞之间，是体内一切生理过程中生物化学变化必不可少的介质，参与人体内新陈代谢的全过程，协助营养物质的运送及废物的排泄，让身体处于健康状态。

各种饮料中也含有水分，但是其中含有较多的糖或甜味剂，还含有色素、香精和防腐剂等。这些物质在体内代谢较慢，使人不易产生饥饿感，

会加重胃肠道和肾脏的负担，进而降低食欲，影响人体正常的消化吸收。平时适当饮用没有关系，但是长期以此代替水来饮用，则会影响儿童生长发育，并导致龋齿、肥胖等。

研究表明，饮料与水不同，长期喝饮料对身体来说是一个脱水的过程，而喝水则是一个补水的过程，因此喝饮料不能代替饮水。

告别饮水误区，学会正确喝水

饮水的方法多种多样，但并不是每一种都是科学、正确的。比如水烧得时间越长有害物质杀灭的越彻底、水烧开后装在热水瓶中备用、喝饮水机中反复煮沸的水、渴得不行再喝水等，都是常见的饮水误区。为了发挥水对人体健康的良好功效，告别饮水误区，学会正确喝水至关重要。

1. 水源要干净

选择饮用水，水源干净是关键。同时，不要直接饮用没有经处理过的生水，生水中含有各种对人体有害的微生物、矿物质，饮用以后会影响人体健康，使人容易生病；避免长时间饮用蒸馏水，蒸馏水缺乏人体所需的矿物质，长期饮用易导致人体无机盐缺乏；饮用水优先选择纯净水、优质矿泉水、弱碱性的水。

2. 喝水要适量

饮水提倡"先渴而饮"，即还没有渴就应该适量饮水了。反之，即使在非常口渴时，也不要逞一时之快而一口气饮入过量的水，否则会超出肺的肃降和宣发功能，气机因此而升降失调，形成气机逆乱的病症。根据《中国居民膳食指南（2016）》的推荐，每人每日应摄入的水量为 1200～1700 毫升，每一次饮水量在 200 毫升左右为宜。如果身体情况特殊，则可以咨询医生，询问适合自己的饮水量。

3. 喝水要适时

喝水不是口渴就喝，不口渴就不喝。早晨起床后一定要喝水，因为经过一夜，人体流失水分至少450毫升，此时身体正处于缺水状态，空腹缓速喝下150~200毫升的水，再做一些简单的运动，有助于稀释血液浓度，促进肾脏、肝脏排毒；上午9点左右适当喝些水，可以缓解工作时流失的水分；中午12点至下午1点之间，即在用完午餐后的半小时左右，适当喝些水可以促进消化；下午3点左右，饮用优质矿泉水或健康的花茶能帮助人体补充水分、提神；5点左右到晚饭前，喝适量的水，补充水分的同时，还能避免晚餐食用太多；睡前1小时左右喝一杯水，注意不要喝得太急，可以避免睡眠中血液浓度升高的风险。

此外，吃咸、辣、油腻的食物之后，容易造成唾液分泌减少，口腔黏膜水肿，可以喝凉白开、茶水或柠檬水缓解；开空调后半小时，容易因为空气干燥而造成体内水分流失，引发支气管炎，此时需要及时补充水分；感冒发烧时，会以出汗的方式散热，消耗大量水分，甚至脱水，需要注意多喝温开水或葡萄糖水；洗热水澡后，体内血管扩张，血流量增加，心脏跳动比平时快，此时宜小口喝水补充水分；便秘时大口喝水，吞咽幅度大一些，水能尽快到达肠道，刺激肠道蠕动，促进排便。

大家可以根据以上内容，制定一个"每日喝水时间表"，保证日常的饮水次数和饮水量，以更好地发挥水的健康功效。

▬第十节　饮食没顺序，健康也会打折扣

有时候，明明吃的东西很健康，不仅营养丰富，而且搭配适宜，但是身体仍然会出现许多小问题，这是为什么呢？如果感觉饮食搭配没有问

题，就要从饮食习惯上查找原因了。在饮食习惯中，进食顺序是非常重要却又常常被忽略的一环。调查研究表明，如果弄错了进食顺序，也会让本该吸收的营养白白流失。

注意进食顺序六大误区

1. 餐前先喝甜饮料

去餐厅或在家吃饭等餐时，现代人都习惯先喝点饮料。但是无论是现成的酒类、碳酸饮料、果汁还是鲜榨的果汁、蔬菜汁、豆浆等，都不宜在餐前饮用，否则会妨碍肠胃对正餐的消化吸收。

2. 肉类凉菜开胃

很多家庭吃饭时会制作一些肉类凉菜作为开胃食物食用，比如凉拌白切鸡、酱牛肉、罗汉肚等。但是这些肉类凉菜不仅容易影响消化，还容易造成蛋白质浪费。因此肉类凉菜要适当少吃，如果非常想吃可以加入新鲜蔬菜，荤素搭配食用，以此保证一餐中的膳食纤维和钾、镁等营养素的摄入。

3. 喜欢口味较重的食物

很多人喜欢口味较重的食物，觉得这样吃起来味道浓郁，比较过瘾。但是这样的食物容易损害味蕾，并会遮盖食物本来的气味和质感，使其失去原本的味道。因此在日常饮食中要注意：菜肴最好有咸有淡，有酸有辣，口感尽量丰富一些。而且最好适当增加清蒸、白灼、清炖等烹饪方法的菜，减少味道浓郁的菜品。

4. 餐后喝碗咸味汤

很多人会选择在餐后喝汤。实际上，餐后并不适合饮用大量浓汤。这是因为之前的食物已经提供了较多的盐分和油脂，如果再喝汤，必然会增加盐分和热量，对健康无益。因此最好把汤放在餐前、餐间饮用，而且咸味尽量降低，以清淡为主。

5. 只吃菜不吃主食

只吃菜不吃主食是不少人，尤其是减肥人士的饮食方法。但是这种饮食方法容易造成食物当中蛋白质的浪费，而且不易于均衡营养。

6. 零食代替主食

各种零食，包括糕点、油炸类食物等，都属于高盐、高油脂的食物，偶尔吃可以，但是用其代替主食万万不行，否则会造成营养不均衡、肥胖、慢性病等多种健康问题。

遵守正确的进食顺序，最大限度保留营养

1. 喝汤

饭前喝汤疏通一下肠胃，打开饭前的胃口，一小碗就行，既有暖胃的作用，还有益于胃肠对食物的消化吸收。

2. 水果

饭前或两餐之间吃水果，既能促进水果中养分的消化吸收，又有饱腹作用，避免饮食摄入超标导致的营养过剩、肥胖等。

3. 蔬菜

蔬菜不但热量密度低，而且是高纤维食物，可以放在荤菜之前食用，防止此后吃进来的营养素被快速吸收，对于延缓血糖的上升很有帮助。

4. 主食

主食主要为维持人体的生理活动提供热量，是一餐中能量的主要来源，有了前面的铺垫，此时吃主食再合适不过了。如果主食是五谷饭或是糙米饭，对于身体健康更有益。

5. 肉、鱼、蛋等蛋白质食物

肉类相对于蔬菜来说，营养没有那么多，但油脂含量较高，里面含有

的毒素也比较难代谢，先吃其他食物再吃肉可以大大降低肉类的摄入量，从而减少脂肪的摄入。

由此可以看出，饮食不仅要荤素搭配，营养均衡，还要遵循正确的饮食顺序。如此，我们才能真正"吃出"健康。

第十一节 在外就餐或网上点餐，别只顾好吃

随着经济水平的提高，以及生活、工作中人际交往需要等诸多原因，越来越多的家庭、工作单位或个人会外出就餐或网上点餐。但是外面餐馆有可能存在着这样或那样的安全隐患。所以为了保证饮食安全与身体健康，在外就餐或网上点餐千万不能只顾好吃。

在外就餐或网上点餐三大基础原则要遵守

1. 选对餐馆

无论是去餐馆还是网上点餐，都要选择干净、卫生、有营业执照的餐馆。一般这类餐馆的食品质量更有保障，能有效地预防传染疾病的发生。如果网上点餐，还要仔细查看网上的客户评价，综合判断餐馆的饮食安全、环境卫生是否有保障。

2. 注意卫生

（1）注意个人卫生。无论在哪儿就餐，餐前一定要洗手。人的双手每天接触各种各样的事物，会沾染多种细菌、病毒和寄生虫卵。因此，养成饭前洗手的卫生习惯，能降低"病从口入"的风险。

（2）注意餐具卫生。现在的餐厅基本上都采用消毒餐具，所以就餐前要留意餐具是否经过消毒，消过毒的餐具一般会有光、洁、干、涩

的特点。现在餐桌上出现的一些塑膜包装的套装餐具，都是由清洗消毒单位集中进行清洗消毒的。套装消毒餐具的包装膜上应标明餐具清洗消毒单位的名称、详细地址、电话、消毒日期等内容。注意尽量不要使用一次性筷子，很多一次性筷子的生产厂家没有卫生保障，而且经常使用对人体健康不利。

3. 合理搭配

（1）选择彻底熟透的食物。不要生食海产品及肉类。例如生鱼片这类生吃味道鲜美的食物，很多人都喜欢"尝鲜"。但是目前市面上的生鱼片有很多安全隐患，比如有的生鱼片含有多种鱼源性寄生虫，食入后可能导致人体肝细胞坏死。另外，四季豆、黄花菜也一定要煮熟煮透，豆浆要保证煮沸20分钟左右。

（2）选择新鲜卫生的食物。颜色异常鲜艳的食物不要轻易食用，以免这些食物添加了违规添加物或过量使用食品添加剂。

（3）注意食物的多样化，荤素搭配。外出就餐或网上点餐，每次可以点1~2种主食、1~2种动物性食物、3~4种蔬菜、1种豆类食物或豆制品，以及一些菌藻类食物。总体以荤素搭配，素菜多过肉类为宜。不过需要注意的是，以上所说的点菜数量是多人份量，如果是自己食用，按照自己的食量有荤有素即可。

（4）多点清淡的菜肴。外出就餐或网上点餐尤其容易摄入过多高油、高盐、高糖等"重口味"食品，所以外出就餐或网上点餐一定要注意，多点一些清蒸、炖、炒、白灼、凉拌等菜肴。注意饮食的营养均衡与合理搭配。

（5）注意酒、茶水、饮料的选择。要尽量选择低度的酒类饮品，以果酒为佳，也要限量；如果开车则不可以饮酒。茶水可以根据喜好随意选择，没有太多限制。饮料最好选择鲜榨果汁、牛奶或酸奶等。

外出吃自助，注意食不过量

很多人外出就餐时会选择自助餐，但是吃自助餐容易有"吃够本"的思想，因此很容易吃多，造成消化不良、胃胀、胃痛等。而且很多人吃自助餐容易不顾饮食禁忌，冷热酸甜、生冷熟烫想吃就吃，这种吃法对我们的健康有很大的负面影响，比如容易增加肥胖风险。所以大家即使很喜欢吃自助餐，也要尽量注意各种饮食禁忌，这样才能吃得健康舒心。

1. 吃自助餐有科学的进食顺序

（1）饭前可以喝些汤或吃些水果。开吃之前，可以先喝一些热汤来润食道，这样有利于更畅通地进食，还能促进肠胃蠕动，促进唾液、胃液的分泌。如果吃自助餐全程都不沾汤水，等到感觉口渴了再喝汤、喝水，容易冲淡胃液，不利于消化。或者可以选择先吃一些水果，既不占胃容量，还能进行饭前开胃。此外，进餐中间吃荤菜的时候也可以吃几块酸味水果解油腻。

（2）蔬菜。喝完汤或者吃完水果，可以再食用一些蔬菜。蔬菜水分多，维生素丰富，易被消化。蔬菜的膳食纤维能促进肠道蠕动，也不会给人强烈饱腹感而吃不下别的东西。

（3）海鲜食品。吃完蔬菜之后，可以选择新鲜的金枪鱼、扇贝、虾、螃蟹等海鲜食品。选择时注意以新鲜为首要原则，而且适度地吃一点就好，以免增加肾脏负担。

（4）肉类。吃完海鲜食物，接下来就可以吃自己喜欢的肉类了，牛排、羊排、鸡腿、烤翅、培根等都可以少量吃一些。因为这些食物热量较高，脂肪和蛋白质含量不低，食用后占的胃部空间大，不利于肠胃健康和热量控制，所以浅尝辄止即可。

（5）沙拉。吃完了油腻的肉类，可以选择一些水果或蔬菜沙拉来缓解一下，消除油腻感的同时也能促进消化，更符合健康要求。

（6）主食。如果吃完沙拉之后还能吃得下主食，可以选择自己喜欢的意大利面、寿司、披萨等食用。

（7）甜点及饮料。甜点和饮料是自助餐的尾声，可以选择少量蛋糕、冰淇淋作为饭后甜点。当然，选择水果也是可以的，有缓解饱腹感的作用。饮料可以选择冷饮，也可以选择热饮，看自己的喜好。因为饮料不一定要在最后喝，吃自助餐时随时都能喝。

2. 吃自助餐时需要注意的事项

（1）量力而行。吃自助餐的时候要少吃高热量、不易消化的食物，也不要勉强自己"吃回本"。吃自助餐是为了享受美食，如果吃得太撑，损害了身体健康，反而需要药物调理身体就得不偿失了。

（2）尽量远离碳酸饮料和小甜品。果汁和碳酸饮料，小蛋糕、冰淇淋等甜品，在吃自助餐的时候可以食用，但是要尽量少吃，否则容易造成热量摄入过多，增加身体负担。

（3）勤拿少取。很多人在吃自助餐的时候会一次性拿很多不同种类的食物"堆"在桌子上，但是又无法及时吃完。而且有些食物拿过来放太久就冷掉了，不但影响口感，对肠胃也不利，还有可能造成浪费，所以吃自助餐一定要勤拿少取。除此之外，每次拿餐都要站起来走动，这样有利于缓解饱腹感。

（4）水果可以贯穿整个过程。从开始进餐的时候就要注意摄取水果。开餐之前可以吃一些水果，吃过油腻和高能量的食物后可以吃一些水果，最后依然可以吃一些水果。这样可以做到边吃边消化，适当地化解油腻。不过要注意控制总量，每次吃一点即可，不必太多。

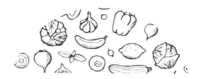

第二章　保证饮食搭配合理与食品安全，才能吃出健康

▬第一节　了解食物营养特点，为均衡饮食打基础

我们每天都会从日常饮食中摄取各种营养，凡是我们能够消化吸收的食物，最终都会被人体分解为七类物质：水、蛋白质、碳水化合物、脂肪、维生素、矿物质和膳食纤维。我们称之为人体最重要的七大营养素，也是维持人体一切生理活动所必需的物质。

均衡饮食结构，首先要了解七大营养素

人体中，水的比重占 60%~70%，蛋白质约占 16%，脂肪占 14%~19%，碳水化合物占 2%~10%，矿物质占 4%~5%，维生素占 1%，膳食纤维占 0%。即其他营养元素在人体内均有储存，而膳食纤维需要通过摄取植物类食物来获得。蛋白质、碳水化合物、脂肪三种营养素在营养学里称为宏量营养素，维生素、矿物质称为微量营养素。

水在人体所占的比重最多，是营养物质的溶剂和运输载体，有调节体温和润滑组织的功能；蛋白质能够制造和修护人体组织，如帮助伤口愈

合，并参与构成人体内酶、激素、抗体、血红蛋白等多种具有重要生理作用的物质，同时为人体提供能量；脂肪是构成细胞膜、生物膜，固定身体组织和器官的主要成分，不仅能为人体供给和储存能量，促进脂溶性维生素的消化和吸收，还能帮助人体维持体温；碳水化合物主要为人体提供并贮存能量，构成人体组织，如糖蛋白、核糖、糖脂等，还具有较好的解毒功能，可以保护肝脏；维生素主要以辅酶的形式参与酶的活性调节，在调节机体正常代谢过程中扮演重要的角色；矿物质的作用非常广泛，既能构成骨骼和牙齿，维持渗透压和酸碱平衡，以及调控血压，又能维持和增强神经传导作用，起到安定、镇静作用，还能维持和增强肌肉神经的兴奋性，参与血液凝固和胶原蛋白的合成，增加血管和软组织弹性。

不过，有些营养学家将"水"剔除出来，是因为水普遍存在，还有一些营养学家将"膳食纤维"从中剔除，理由是膳食纤维属于碳水化合物的一种，因而七大营养素又有"六大营养素"或"五大营养素"的说法。但是归根结底，这只是说法、归类上的不同，本质是一样的，即这些营养元素缺一不可。

食物多样，才能保障饮食均衡

1. 按来源分类

食品按照来源可分为动物性食品，如禽畜肉类、动物内脏类、奶类、蛋类、水产品类等；植物性食品，如粮谷类、豆类、坚果类、薯类、蔬菜水果类等；各类食品的制品，如糖、酒、油、罐头、糕点等。

2. 按原料种类分类

食品按照原料种类可分为谷类及薯类，如米、面、土豆、红薯等；肉禽蛋类，如羊肉、鸡、鸡蛋、鸭蛋等；豆类及其制品，如黄豆、豆腐、其他豆制品等；蔬菜水果类，如白菜、胡萝卜、苹果、橘子等；海鲜水产类，如大虾、海蟹、海带等；其他还包括牛奶及奶制品、调味料、干果类等，自己按需食用即可。

3. 按加工方法分类

食品按照加工方法分类，除了常规烹饪方法之外，还可以分为焙烤食品、膨化食品、油炸食品等。

4. 按食用人群分类

食品按照食用人群分类，除了婴幼儿食品、儿童青少年食品，以及孕妇、哺乳期女性、和恢复产后生理功能等特点的食品之外，还包括适用于特殊人群需要的特殊营养食品，如高温、高寒、辐射或矿井条件下工作人群的食品，运动员、宇航员食品，高血压病患者适宜低脂肪、低胆固醇食品，各种适用于不同人群的功能性食品。

5. 按照酸碱性分类

（1）强碱性食物。如葡萄、葡萄酒、茶叶、海带、柑橘类、木耳、柿子、黄瓜、胡萝卜等。

（2）中碱性食物。如大豆、番茄、菠菜、苋菜、芹菜、榨菜、南瓜、香蕉、草莓、柠檬、紫菜等。

（3）弱碱性食物。如白萝卜、甘蓝菜、赤豆、洋葱、卷心菜、油菜、马铃薯、梨、苹果等，还有豆腐等豆类制品。

（4）强酸性食物。如蛋黄、乳酪、柴鱼、西式甜点、白糖等。

（5）中酸性食物。如火腿、培根、鸡肉、猪肉、牛肉、马肉、鳗鱼、面包、小麦等。

（6）弱酸性食物。如大米、花生、啤酒、玉米、油炸豆腐、海苔、章鱼、泥鳅、空心粉等。

营养价值与均衡膳食

营养价值是指食物中营养素及能量满足人体需要的程度。膳食符合个体生长发育和生理状况等特点，含有人体所需要的各种营养成分，含量适当，全面满足身体需要，维持正常生理功能，促进生长发育和健康，这种膳食称为"均衡膳食"。意思是说，我们吃的食物中的营养素要跟我们的身体对营养素的需求之间保持平衡，每一类食物要达到一定数量和比例，而且要搭配得合理，才能达到促进健康的目的。

那么，我们应该如何保证膳食均衡呢？每天进食五种不同颜色的食物是非常简单且实用的参考标准。五种不同颜色的食物主要是指白色食物、绿色食物、红色食物、黄色食物、黑色食物。其中白色食物可以为人体提供热量，如大米、白萝卜、山药、茭白、鱼肉、鸡肉等；绿色食物可以为人体提供维生素、膳食纤维和矿物质，如丝瓜、黄瓜、苦瓜、青椒、芹菜、菠菜、西兰花、豆角、莴笋、韭菜、芥蓝、橄榄、绿豆、猕猴桃、番石榴等；红色食物可以为人体提供优质蛋白质，如牛肉、羊肉、猪肉、红柿椒、番茄、胡萝卜、红枣、红豆、山楂、草莓、西瓜、樱桃等；黄色食物可以为人体提供植物性蛋白质，如黄豆、小米、玉米、花生油、芝麻油、大黄鱼、小黄鱼、黄鳝、金针菇、南瓜、黄花菜、香蕉、橘子、柚子、柠檬、枇杷、芒果、菠萝、木瓜、蜂蜜、生姜、黄酒等；黑色食物可以为人体提供维生素和微量元素，如黑豆、黑米、黑芝麻、黑鱼、泥鳅、海参、海带、紫菜、乌骨鸡、松花蛋、黑木耳、蘑菇、香菇、草菇、蕨菜、蓝莓、乌梅、桑葚、荸荠、桂圆、胡椒等。

均衡膳食要求做到七大营养素平衡、动物性食物与植物性食物平衡、一日三餐平衡、酸性食物与碱性食物平衡。除此之外，还应满足膳食中包含丰富多样的食物、膳食所提供的各种营养素比例合适、食物与餐饮的安排合理等。只有如此，才能均衡饮食结构，保障饮食健康。

—第二节　了解平衡膳食宝塔，应用到日常生活中

中国营养学会推出的中国居民平衡膳食宝塔，是根据《中国居民膳食指南（2016）》，并结合中国居民的膳食结构特点来设计的。平衡膳食宝塔是将平衡膳食的原则转化成各类食物的重量，用直观的宝塔形式表现出来，便于大家理解，以及在日常生活中运用。

平衡膳食宝塔的具体分层

平衡膳食宝塔呈现出了一个较为理想的膳食模式，将较为繁复的营养学知识转化为直观形象的"宝塔"，以食物图形为主，文字、数据为辅，为居民提供了一个便捷科学的参考，帮助居民快速掌握日常均衡饮食的原则。"宝塔"一共分为五层，标明了在 1600～2400 千卡能量水平下，成长每天对于各类食物的摄入量。

1. 谷类食物是最底层

平衡膳食宝塔最底层为谷类食物，每人每天应该吃 250～400 克谷类食物，而且还要注意粗细搭配，食用多样化。比较常见的谷类食物有粳米、糯米、小麦、玉米、小米、黑米、荞麦、燕麦、薏仁米、高粱、红薯、大豆、蚕豆、豌豆、绿豆等。所谓粗细搭配，是指不要只吃经过精加工的粳米、白面等细粮，也不要只吃简单加工的玉米、小米、高粱、燕麦及豆类等粗粮，最好每周吃 2～3 次粗粮。更具体来说，健康的成年人可以每天吃 50 克以上的粗粮；老年人因为容易出现便秘、"三高"等症状，可以每天吃 100 克粗粮；身体消瘦、营养不良、消化不良的人则要减少粗粮的摄入量，混合细粮，每周吃 1 次即可。食用多样化相对来说比较好理解，就是

不要长期、单一地食用某一种谷类，而是要经常更换，并且每次选择 1～2 种或 2～3 种谷类食物搭配食用。

2. 蔬菜水果是第二层

蔬菜和水果，每人每天应分别吃 300～500 克和 200～350 克。一般说来，红、绿、黄色较深的蔬菜和深黄色水果含有的维生素和植物化学物质比较丰富，所以应多食用深色蔬菜和水果。每天食用的深色蔬菜最好占所有蔬菜的一半以上。而且蔬菜和水果各有优势，不能完全相互替代。

3. 动物性食物是第三层

鱼、禽、肉、蛋等动物性食物，每天应吃 120～200 克，鱼虾类 40～75 克，畜、禽肉 40～75 克，蛋类 40～50 克。目前我国居民的肉类摄入以猪肉为主，不过猪肉含脂肪较高，有条件的话应尽量选择脂肪含量较低的瘦肉、禽肉，以及鱼、虾和其他水产品。动物内脏虽然也有一定的营养价值，但是因为胆固醇含量较高，不宜过多食用。

4. 奶类、大豆和坚果是第四层

奶类、豆类食物，每天应吃 300 克和 25～35 克。奶类是首选补钙食物，除了对奶制品过敏的人之外，其他人群可以适量饮用。如果饮用后出现胃肠道不适的情况，可以用酸奶或其他奶制品代替。豆类及豆制品可以为人体提供蛋白质和少量脂肪，每天应吃 20～25 克。由于坚果的蛋白质与大豆相似，所以可以适当选择 5～10 克坚果替代相应量的大豆。

5. 烹饪油和食盐在塔顶

第五层即塔顶，是烹饪油和食盐，每天烹饪油不超过 25～30 克，食盐不超过 6 克。尽量少食用动物油，也应注意烹饪油的多样化，经常更换种类，食用多种植物油。食盐可以单纯使用食盐，也可以用酱油等调味品代替。一般 20 毫升酱油中约含有 3 克食盐，10 克黄酱中约含有 1.5 克食盐。如果需要用到酱油或酱类，应按比例减少食盐的用量。

在膳食宝塔中，没有建议食糖的摄入量，不过吃糖过多会导致血糖高、龋齿等疾病，所以还是尽量减少糖或含糖食品的摄入量为好。

平衡膳食宝塔的应用

1. 因人而异，确定自己的食物摄入量

在营养均衡的膳食宝塔中，其建议的每人每日各类食物适宜摄入量范围适用于普通的健康成年人，在实际应用时要根据个人年龄、性别、身高、体重、劳动强度、季节等情况适当调整。年轻人、身体活动强度大的人需要的能量高，应适当多吃些主食；从事轻微体力劳动的成年男子，如办公室职员等，可参照中等能量膳食来安排自己的进食量；女性需要的能量往往比从事同等劳动的男性低，适当调节即可；不参加劳动的老年人可以参照低能量膳食来安排。总的来说，人们的进食量可自行调节。对于正常成年人，体重是判定能量平衡的最好指标，每个人应根据自身的体重及变化适当调整食物的摄入量。

2. 灵活安排自己的食物摄入比例

在 1600～2400 千卡能量需求下，膳食宝塔提出了 5 类食物的推荐摄入量，应用时要根据自身的能量需要进行选择。平衡膳食宝塔建议的各类食物摄入量是一个平均范围，日常生活中无需每天都严格按照宝塔推荐量来吃。即宝塔推荐的摄入量平均分配到每周的餐饮中，在一周的饮食中某些食物的总摄入量与膳食宝塔中的一周建议量大概相近也是可以的，平时爱吃鱼肉和鸡肉的人多吃些鱼肉和鸡肉也没关系，重要的是要遵循宝塔各层各类食物的大体比例，不要超标太多即可。

3. 食物同类互换，调配多样化膳食

应用膳食宝塔可适当地进行同类互换，例如大米可与面粉或杂粮互换，大豆可与相当量的豆制品或杂豆类互换，瘦猪肉可与等量的鸡、鸭、牛、羊、兔肉互换，鱼可与虾、蟹等水产品互换，牛奶可与羊奶、酸奶等互换。而同类互换的原则是必须以粮换粮、以豆换豆、以肉换肉。这样按照多样化的原则来调配一日三餐，选择不同的食材，经常更换烹饪方法，可以更好地把营养与美味结合起来，促进身体健康。

4. 因地制宜，充分利用当地资源

我国国土面积辽阔，每个地方的物产与饮食习惯不尽相同，只有因地制宜，充分利用当地资源才能有效地应用膳食宝塔。如牧区奶类资源丰富，可适当提高奶类摄入量；渔区可适当提高鱼及其他水产品摄入量；农村山区则可利用山羊奶以及花生、瓜子、核桃、榛子等资源。在某些情况下，由于某些客观因素无法采用同类互换时，可暂用豆类代替乳类、肉类，或用蛋类代替鱼类、肉类，也可用花生、瓜子、榛子、核桃等坚果代替大豆或肉类、鱼类、奶类等动物性食物。

5. 养成习惯，长期坚持均衡膳食

膳食对健康的影响是长期作用下的结果，因此用平衡膳食宝塔来调理饮食要养成习惯。最好从小养成均衡膳食的习惯，并一直坚持下来，如此才能起到促进身体健康的作用。

6. 各类食物的摄入比例要适宜

保证每日三餐、按时进餐。在每日摄入的总能量中，早、中、晚餐的能量应当分别占30%、40%和30%左右。三餐食物量的分配及间隔时间应与作息时间和劳动状况相匹配。谷类在每日食物摄入量中占33%左右，蔬菜、水果类占31%左右，蛋、肉、鱼类占20%左右，奶、豆类占12%左右，油脂类占4%左右。

━ 第三节　学会合理搭配，是均衡饮食结构的坚实后盾

不同种类的食物，营养各有特点，保证食物多样是平衡膳食的基本原则。食物中所提供营养素的种类和含量越接近人体需要，该食物的营养价值越高。本节主要介绍一些日常饮食的搭配方法，让大家学会搭配，成为均衡饮食结构的小能手。

一日三餐的饮食搭配建议

1. 早餐的营养搭配

早餐要吃好，是指早餐应吃一些营养价值高、少而精的食物。因为人体经过一夜的睡眠，前一夜进食的营养已经基本耗完，早上只有及时补充营养，才能满足上午工作、劳动和学习的需要。早餐作为一天精力的首要来源，在设计上宜选择易消化、吸收，纤维质高的食物，最好适当提高主食的比例。

2. 午餐的营养搭配

俗话说"中午饱，一天饱"。说明午餐也是一天中主要的一餐。由于上午体内热能消耗较大，午后还要继续工作和学习，因此，无论年龄或体力如何，午餐热量均应占每天所需总热量的40%。主食根据三餐食量配比，应在150～200克左右，可在米饭和馒头、面条、大饼等面制品中间任意选择。副食在240～360克左右，以满足人体对无机盐、维生素等营养元素的需要。副食种类的选择很广泛，肉类、蛋类、奶类、禽类、豆制品类、海产品类、蔬菜类等，按照科学配餐的原则挑选几种，相互搭配食用即可。

3. 晚餐的营养搭配

一般而言，晚上多数人的血液循环较差，而且比较接近睡眠时间，所以晚餐不宜吃得过饱，尤其不可吃宵夜。晚餐应选择含膳食纤维和碳水化合物较多的食物。具体来说，除了红薯、玉米、豌豆等产气食物，辣椒、大蒜、洋葱等辛辣食物，猪肉、肉汤等过于油腻的食物，咖啡、浓茶、可乐、酒等容易令大脑兴奋的饮品不宜食用之外，其他食材可以适量搭配食用。

日常饮食搭配原则

1. 酸碱相配

食物进入人体后，会经过消化吸收和复杂的代谢过程，形成的代谢产物有酸性、碱性，还有的呈中性。上文中已经介绍了日常饮食中常见的酸碱性食物，根据自己的身体状况，适当搭配食用即可。另外需要注意的是，属于酸性的肉类食物摄入过多，容易致使血液酸化，引发高血糖、高血压、高血脂等"富贵病"，所以在享受美味的同时要注意适量均衡，不可过于偏好某一类食物。

2. 性味相配

食物区分四性五味，其中四性是指热、温、凉、寒，五味是指辛、甘、酸、苦、咸。日常饮食中，应根据不同疾病和不同身体状况来选用不同性味的食物。一般原则是"热者寒之，寒者热之，虚则补之，实则泻之。"不同的季节也应选用不同性味的食物，如冬季应选用羊肉、生姜等温热性食物，夏季则可多食用黄瓜、苦瓜等寒凉性食物。五味也应该相配，不能只吃喜欢的酸、甜、咸、辣等食物，苦味的食物也有利于健康，应适量摄入。

3. 营养素相配

在身体中，脂肪、碳水化合物和钠容易过量，蛋白质、维生素、部分无机盐、水和膳食膳食纤维容易缺乏。所以，可以在日常饮食中增加鱼虾类、兔肉、蚕蛹、莲子等高蛋白质低脂肪类，以及蔬菜水果类，还有富含维生素、无机盐、膳食纤维等粗粮的摄入比例。除此之外，还要注意补充水分。

4. 烹饪方法相配

常用的烹饪方法有蒸、炖、红烧、炒、溜、汆、炸、涮等。烧、炸、炒等烹饪方法容易引起肥胖，所以日常烹饪宜多选用汆、蒸、涮等烹饪方法。

5. 生熟相配

在我国的饮食习惯中，三餐多以熟食为主，但是为了身体健康，可以适当降低熟食的摄入量，增加一些生食的摄入量。如可以生吃的瓜果蔬菜清洗干净之后，可适量生吃，以增加维生素、膳食纤维等营养元素的摄入量。

当然，不要忘了《中国居民膳食指南（2016）》提出的更加直接的膳食原则：食物多样，谷类为主；多吃蔬菜、水果和薯类；每天吃奶类、豆类或其制品；经常吃适量禽、蛋、瘦肉、水产品，少吃肥肉和荤油；食量与体力活动要均衡，保持适宜体重；吃清淡少盐的膳食；控制糖分摄入量；如饮酒应限量；吃清洁卫生不变质的食物。

第四节　避免"病从口入"，食品安全意识不可少

食品安全一直以来都是饮食健康关注的焦点，与我们的日常生活息息相关，直接关系到我们的身体健康和生命安全。食品安全指食品无毒、无害，符合应当有的营养要求，对人体健康不造成任何急性、亚急性或者慢

性危害。

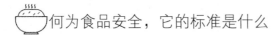何为食品安全，它的标准是什么

1. 食品安全的含义

食品安全的含义主要包括以下 3 个方面。

（1）食品数量安全。即一个国家或地区能够生产民族基本生存所需的膳食需要。要求人们既能买得到又能买得起生存生活所需要的基本食品。

（2）食品质量安全。指提供的食品在营养、卫生方面满足和保障人群的健康需要，食品质量安全涉及食物的污染、是否有毒，添加剂是否违规超标，标签是否规范等问题，需要在食品受到污染界限之前采取措施，预防食品的污染和遭遇主要危害因素侵袭。

（3）食品可持续安全。这是从发展角度要求食品的获取需要注重生态环境的良好保护和资源利用的可持续。

2. 食品安全标准

（1）食品相关产品的致病性微生物、农药残留、兽药残留、重金属、污染物质以及其他危害人体健康物质的限量规定。

（2）食品添加剂的品种、使用范围、用量。

（3）专供婴幼儿的主辅食品的营养成分要求。

（4）对于营养有关的标签、标识、说明书的要求。

（5）与食品安全有关的质量要求。

（6）食品检验方法与规程。

（7）其他需要制定为食品安全标准的内容。

（8）食品中所有的添加剂必须详细列出。

（9）食品中禁止使用的非法添加的化学物质。

树立食品安全意识，谨防"病从口入"

食品安全的维护一直是社会各界共同努力的方向，对于普通消费者来说，除了社会各界的努力，消费者自己也要树立食品安全意识，学习和了解食品安全相关知识，这样才能更好地保护自己、家人、朋友的生命健康。至于如何谨防"病从口入"，可以参考以下4个方面。

1. 购物选择正规的商场和超市

采购是日常生活的必修课，有时我们可能为了方便和省钱，喜欢购买流动摊点和街头小贩的食品，但是这些食品的质量往往没有通过有关部门的安全认证。因此对城市居民来说，应当尽量到有正规进货渠道的商场和超市购买，并且该类场所能提供有效的营业执照和食品卫生许可证、食品生产许可证等。对农村居民来说，在农贸集市购买食品时，要尽量选购信誉好而且自己比较熟悉的商贩，不要贪图便宜购买不安全的食品。

2. 选择新鲜的食品

新鲜的食品营养丰富，对于身体健康格外有益。每种食品都有其应有的色泽，因此对于过于鲜艳的食品要提高警惕。目前国家允许限量使用食品着色剂，其中大部分天然色素和一些人工合成色素在加热和光照条件下都容易褪色、变色，不会一直保持鲜艳的色彩，所以如果食品颜色持久鲜亮、不褪色，极有可能是用了工业用染色剂。尽管工业用染色剂不允许用于食品，但是因为其具有性质稳定、色泽鲜艳、价格低廉等优点，依然是不法商家的"心头好"。

除此之外，还要注意提防白得不自然的食品，其中可能非法使用了增白剂或漂白剂。目前"白色危害"主要有两种：一种是超量、超范围使用国家允许的漂白剂；另一种是违法乱用有毒害的漂白化学品，常见的有甲醛次硫酸钠和甲醛，均属于剧毒化学物质，有强致癌作用。因此在挑选食品时，如有以下特征需特别小心：颜色比正常食品的色泽浅；闻起来有刺激性气味。

3. 购买食品看"三期"

无论在超市还是在商场里选购食品，消费者都不能只看包装的精美程度或者有无明星代言等，而应将重点放在查看食品的标签上。查看食品标签的关键是看食品的"三期"，即生产日期、保质期和保存期。生产日期即食品的生产或出厂日期。保质期指在标签上规定的保存条件下，从生产之日起计算，保证食品质量的日期。在此期间出售的食品，均符合标签上或食品标准中规定的质量，可以放心食用。保存期与保质期一样，也是从食品生产之日开始计算的一个食品的保质期限，但其截止日期指的是食品可以食用的最终期限。即食品超过保质期，但还在保存期内的话，是依然可以食用的，一旦超过保存期，坚决不能销售或食用。

除此之外，还要注意查看食品包装上有无厂名、厂址，食用方法、食用条件，以及食品包装有无破损、鼓包，出售时是否根据要求进行储存等。

4. 养成良好的饮食卫生习惯

（1）要保持饮食清洁。饭前便后、烹饪食品的前后都要认真洗手；生吃瓜果蔬菜时，要尽量洗净再食用；餐具和容器等厨房用品，使用前后都要保持清洁，如果是木质餐具，要注意防虫、防水、防潮。

（2）在处理食物时，要注意生熟分开。生、熟食品不要盛放在一起；刀、砧板、容器、餐饮具等都要生熟分开；注意避免各类抹布用具交叉污染。

（3）烹饪时要将食物烧熟煮透。尽量使用长时间蒸、煮、炖的烹饪方式；在烹饪肉、蛋、鱼或其他易腐食品时，更要注意烧熟煮透；不要生吃肉类。

（4）注意食物的存放。尽量做到每天的饭菜即做即食，不吃剩饭剩菜。如果隔夜饭菜没有变质的话，要经彻底加热后再食用。

▬ 第五节　远离食品污染，及早进行预防

人体虽然有一定的排毒能力、免疫能力和自我修复能力，但是食品污染给人体带来的伤害往往强于人体的这些"能力"，造成"排毒"不及时，而威胁人体健康。即使不小心食用了被污染的食品，也不必过于恐慌。因为某些食物可以有效地促进机体排出毒素，如茶叶有助于人体排出体内有害放射性元素。另外，肝脏也有一定的解毒功能。因此，只要坚持锻炼身体，加强营养，拥有一个强健的体魄，对于一些食物中的毒素便会有一定的抵抗力。再加上注意饮食的健康与卫生，远离食品污染的侵袭，人体的健康还是有所保证的。

什么是食品污染，它对健康有什么危害

食品本身是不应含有毒、有害物质的。但是，在食品的种植或饲养、宰杀、加工、贮存等各个环节中，由于环境或人为因素的作用，可能使食品受到各类有毒、有害物质的侵袭而造成污染，导致食品的营养价值和卫生质量降低，这个过程就是食品污染。

食品污染主要有物理性污染、化学性污染和生物性污染3种。

（1）食品的物理性污染。是指食品生产加工过程中的杂质超过规定含量，或食品吸附、吸收外来的放射性核素所引起的食品质量安全

问题。

（2）食品的化学性污染。是指因化学物质对食品的污染造成的食品质量安全问题。

（3）食品的生物性污染。是指有害的病毒、细菌、真菌，以及寄生虫等污染食品。

一般情况下，食品污染会对人体健康造成3种影响。

（1）急性中毒。污染物随着食物进入人体以后，在短时间内造成的机体损害，出现临床症状（如急性肠胃炎型），称为急性中毒。引起急性中毒的污染物有细菌及其毒素、霉菌及其毒素和化学毒物。平时生活中常见的食物中毒就是一种急性毒性导致的结果。

（2）慢性中毒。食物被某些有害物质污染以后，即使含量很少，但是由于长时间持续不断地摄入并且在体内蓄积，几年、十几年甚至几十年后仍然会引起人体损害，表现出各种各样的慢性中毒症状，如慢性铅中毒、慢性汞中毒等。

（3）致畸、致癌、致突变。某些食品污染物会通过孕妇作用于胚胎，使之在发育过程中的细胞分化和器官形成不能正常进行，出现畸胎，甚至死胎。比如五氯酚钠、西维因等农药等都可能会致畸。

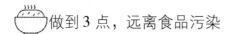 做到3点，远离食品污染

1. 不吃死因不明的动物性食物和来源不明的植物性食物

死因不明的动物性食物，如家畜、家禽、鱼虾等肉类食品及其制品，因为它们可能死于疾病、病毒等，虽然利用人的视觉、嗅觉、触觉、味觉等感官鉴定查验不出来，但是对人体造成的潜在危害却不容小觑。除此之外，不要自行采食不认识的野生蘑菇和其他野菜、野果，不要吃严重污染、腐败变质和可疑有毒的食品。

2. 尽量选择绿色食品，或使用农药较少的蔬菜

日常选择食品时，尽量选择绿色食品。绿色食品是指遵循可持续发展原则，按照特定生产方式，经过专门机构认证，许可使用绿色食品标志的一种安全无污染、优质、营养的食品。如果是新鲜蔬菜，可以选择颜色正常鲜亮、略有虫眼的，这样的蔬菜一般新鲜且使用农药较少。

3. 减少和去除食品中已有的微生物

减少和去除食品中已有微生物的方法一般有过滤、离心、沉淀、洗涤、加热、灭菌、干燥、加入防腐剂、辐射等。一般正常出售的食品，均已经进行了以上步骤，可以放心食用。而新鲜的，带有泥土和污物的食材，通过太阳晾晒、仔细清洗等方法，一般可以控制食品中微生物的生长和繁殖。

第六节　生活中的食品安全小常识

食品质量的主要要求是有营养价值，有较好的色、香、味和外观形状，无毒、无害，符合食品卫生质量标准。在了解了食品安全、食品污染以后，我们还需要掌握生活中常用的食品安全常识，养成良好的卫生习惯，树立正确的食品安全意识，更好地促进自己和家人的饮食健康与安全。

选购食品时，认准食品的具体标识

1. 食品质量安全标志与食品生产许可证编号

食品质量安全标志取"QS"标志，是英文"质量安全"（Quality Safety）

的字头缩写，是工业产品生产许可标志的组成部分，也是取得工业产品生产许可证的企业在其生产的产品外观上标示的一种质量安全外在表现形式。根据《中华人民共和国工业产品生产许可证管理条例实施办法》第八十六条规定："工业产品生产许可证标志由'质量安全'英文（Quality Safety）字头（QS）和'质量安全'中文字样组成。标志主色调为蓝色，字母'Q'与'质量安全'四个中文字样为蓝色，字母'S'为白色。"自2010年6月1日起，食品质量安全标志中的"质量安全"字样已经替换为"生产许可"，即没有取得相关生产许可证的企业不能生产食品，不能使用这个标志。不过自2015年10月1日起正式施行的《食品生产许可管理办法》中规定，食品"QS"标志将逐步被食品生产许可证编号取代。

食品生产许可证编号由 SC 和 14 位阿拉伯数字组成。数字从左至右依次为：3 位食品类别编码、2 位省（自治区、直辖市）代码、2 位市（地）代码、2 位县（区）代码、4 位顺序码、1 位校验码。根据《中华人民共和国食品安全法》和《食品生产许可管理办法》，新获证及换证食品生产者，应当在食品包装或者标签上标注新的食品生产许可证编号，不再标注"QS"标志。食品生产者存有的带有"QS"标志的包装和标签，可以继续使用至完为止。2018 年 10 月 1 日起，食品生产者生产的食品不得再使用原包装、标签和"QS"标志。

2. 绿色食品标志

绿色食品是指遵循可持续发展原则，按照特定生产方式，经过专门机构认证，许可使用绿色食品标志的一种安全无污染、优质、营养的食品。从 1996 年开始，我国在绿色食品的申报、审批过程中将其区分为 AA 级和 A 级。

绿色食品标志是由中国绿色食品发展中心在国家工商行政管理总局商标局正式注册的质量证明商标，由三部分构成，即上方的太阳、下方的叶片和中心的蓓蕾，象征自然生态。颜色为绿色，象征着生命、农业、环保。图形为正圆形，意为保护。其中，AA 级绿色食品标志与字体为绿色，底色为白色，A 级绿色食品标志与字体为白色，底色为绿色。

除此之外，中国绿色食品发展中心会把对许可使用绿色食品标志的产品进行统一编号，并颁发绿色食品标志使用证书。编号形式为：LB－××－××××××××或 GF×××××× ×× ××××。"LB"是绿色食品标志代码，后面的两位数代表产品分类，最后 10 位数字含义如下：一、二位是批准年度，三、四位是批准月份，五、六位是省区，七、八、九、十位是产品序号，最后一位是产品级别（A 级以单数结尾，AA 级为双数结尾）。从序号中能够辨别出此产品相关信息，同时鉴别出"绿标"是否已过使用期。"GF"是绿色食品企业信息标志代码，后面的 6 位数代表地区代码，按行政区划编制到县级；中间两位数是认证年份，最后四位数是当年序号。自 2009 年 8 月 1 日起实施新的编号制度。产品编号与企业信息码过渡期截止日期为 2012 年 7 月 31 日。此后，所有获证产品包装上统一使用企业信息码，也就是"GF"的编号形式。

3. 无公害农产品标志

无公害农产品是指产地环境符合无公害农产品的生态环境质量，生产过程必须符合规定的农产品质量标准和规范，有毒有害物质残留量控制在安全质量允许范围内，安全质量指标符合《无公害农产品（食品）标准》的农、牧、渔产品（食用类，不包括深加工的食品）经专门机构认定，许可使用无公害农产品标志的产品。广义的无公害农产品包括有机农产品、自然食品、生态食品、绿色食品、无污染食品等。这类产品生产过程中允许限量、限品种、限时间地使用人工合成的安全的化学农药、兽药、肥料、饲料添加剂等。无公害农产品符合国家食品卫生标准，但比绿色食品标准要宽。

无公害农产品是保证人们对食品质量安全最基本的需要，是最基本的市场准入条件，普通食品都应达到这一要求。无公害农产品标志标识颜色由绿色和橙色组成。标志图案主要由麦穗、对勾和无公害农产品字样组成，麦穗代表农产品，对勾表示合格，橙色寓意成熟和丰收，绿色象征环保和安全。

4. 有机食品标志

有机食品是指根据国际有机农业生产要求和相应的标准生产加工而成的，同时被认证为有机食品的农副产品。通俗来讲，就是在生产过程中不使用农药、化肥、生产调节剂、抗生素、转基因技术的食品。有机食品在生长过程中，土壤等环境安全度高，也不受人为添加的化学物质的污染，相较于其他食品来说更安全、健康。但是，这并不代表有机食品营养价值更高。目前市场上，有机食品的概念被很多商家炒作，甚至有很多产品并未得到认证便宣称自己是有机食品。因此在选择时一定要注意包装上"中国有机食品"的专用标志。有机食品标志采用国际通行的圆形构图，以手掌和叶片为创意元素，包含两种景象，一是一只手向上持着一片绿叶，寓意人类对自然和生命的渴望；二是两只手一上一下握在一起，将绿叶拟人化为自然的手，寓意人类的生存离不开大自然的呵护，人与自然需要和谐美好的生存关系。图形外围绿色圆环上标明中英文"有机食品"。

5. 食品安全 HACCP 认证标志

HACCP 表示危害分析和关键控制点。食品生产企业通过实施 HACCP 认证，确保食品在生产、加工、制造、准备和食用等过程中的安全。在危害识别、评价和控制方面，HACCP 认证是一种科学、合理和系统的方法。但没有该认证标志也不代表食品在安全方面一定存在一种不可接受的威胁。HACCP 认证用于识别食品生产过程中可能发生的危害，并督促食品生产企业采取适当的控制措施防止危害的发生。食品生产企业通过对加工过程中的每一步进行监视和控制，从而降低危害发生的概率。HACCP认证更加严格，并非强制要求，但是一般大型食品企业均需通过。

6. 保健食品标志

保健食品是指声称具有特定保健功能或者以补充维生素、矿物质为目的的食品，即适宜于特定人群食用，具有调节机体功能，不以治疗疾病为目的，并且对人体不产生任何急性、亚急性或者慢性危害的食品。目前市面上销售的保健食品都是要经过审批的，对使用的原材料也有严格要求，并不是具有功能的中药饮片都可以用于保健食品中。

不过需要注意的是，保健食品虽然有调节功能，但并不是药物，不能代替药物服用，更不会有十分夸张的疗效，所以挑选时以适合自己为好，不要被广告迷惑了眼睛。此外，在挑选保健食品时要注意外包装上有没有"蓝帽子"标志，如果有就属于保健食品。

家庭生活中如何保障食品卫生与安全

1. 认准食品标志

购买食品时，不但要学会查看各类食品的认证标志，还要注意查看生产日期、生产厂家、保质期等食品信息。

2. 注意生活中的饮食卫生误区

（1）水果挖去烂掉的部分继续食用。很多人认为，水果的一部分烂掉了，只要将这一部分剔除，就能继续食用，不会对人体造成危害了。其实这种认知是错误的，因为即使把烂掉的部分剔除，剩余的部分也很可能被微生物的代谢物污染，甚至已经有微生物开始在剩余的这部分水果上繁殖了，其中的霉菌可导致人体细胞突变而致癌。因此，已经烂了一部分的水果不宜再吃，最好扔掉，不要存在侥幸心理。

（2）已经变质的食物煮沸以后再吃。有些人比较节俭，有时会将已经轻微变质的食物经高温煮过后再食用，认为高温可以彻底消灭那些细菌。但是医学实验证明，细菌在进入人体之前分泌的毒素极其耐高温，不易被破坏分解。因此，凡是变质的食物均不可再食用。

（3）可以用白酒对碗筷进行消毒。生活中很多人用白酒来擦拭碗筷，以期达到消毒的目的。这里需要强调的是，医学上是用75%的乙醇来消毒的。白酒毕竟和医用乙醇不同，一般白酒的乙醇含量大多在56°以下，因此用白酒擦拭碗筷达不到消毒的目的。

（4）用餐巾纸、卫生纸、报纸等包裹食物。有时候人们会用餐巾纸、卫生纸、报纸等来包裹食物，这样的做法是比较危险的。虽然餐巾纸、卫生纸看上去很干净，但是在制作过程中会使用漂白剂、带有腐蚀作用的化工原料等，容易污染食物。而报纸含铅，更不能拿来包裹食物。

（5）抹布看着干净便一直使用。很多家庭会用抹布来清理餐桌、碗筷等，但是却不及时清洗或更换抹布。实验表明，抹布长时间不清洗会滋生大量的细菌，即使是全新的抹布，使用一周后也会滋生无数细菌。因此，每次使用抹布时均要充分清洗干净之后，再擦拭餐桌。而洗碗布更应该单独使用，并及时清洗干净。此外，每隔三四天要用开水煮沸抹布来进行消毒，而消毒抹布的锅具要单独使用，不宜再进行烹饪。

3. 清除果蔬上的农药残留

在大多数食品的种植、养殖过程中，人们都会适当使用农药等化学物质。消费者在清洗此类食材时要颇费一番工夫，才能有效降低食品中的农药残留。一般来说，常见的减少农药残留的清洗方法有以下5种。

（1）用清水浸泡，流动水冲洗。对于一般的常见果蔬，可以先在清水中浸泡15分钟，然后用流动水冲洗几遍，便能有效减少果蔬表面残留的农药。

（2）用食用碱清洗。由于部分农药偏酸性，所以在清洗果蔬时适当加入食用碱，浸泡 5 分钟，然后再用清水漂洗几遍，就能有效中和农药的酸性，从而有效减少农药残留。

（3）用淘米水清洗。目前，在果蔬种植过程中，果农、菜农大多使用有机磷农药和氯基甲酸酯类农药，这些农药遇到碱性溶液一般会迅速失去大部分毒性。淘米水呈弱碱性，且有粘黏性，把果蔬放入其中浸泡 5 分钟，之后用清水漂洗干净，可以有效减少果蔬表面的农药残留和其他有害物质。

（4）用面粉洗。面粉对污物有一定的吸附作用，在清洗果蔬时放入一小把面粉来回筛洗，可以利用面粉的黏性将泥污和农药残留等有害物质有效带下，之后再用流动水冲洗干净即可。这种方法一般用来清洗葡萄，其他不去皮食用的瓜果类也可以使用，但是叶类蔬菜不宜尝试。

（5）适当使用果蔬洗涤剂。果蔬洗涤剂对去除农药残留的作用有限，如果使用超量或过于频繁会造成二次污染，因此用果蔬洗涤剂清洗水果时，每次使用量要少，浸泡时间不能超过 10 分钟，而且浸泡后一定要用流动清水彻底冲洗干净。

了解常见食品选购标准，源头把控饮食安全

选购食品时，最基础的步骤是对食品种类进行初步判定，之后再根据每种食品的不同采用不同的挑选方法。

1. 选购健康的五谷杂粮

（1）闻。优质的五谷杂粮会有一种特有的清香，人们通过嗅觉可以辨别出来。

（2）尝。优质的五谷杂粮放在嘴里生吃时不会有异味，而且容易被咬碎，舌头能尝到淀粉的味道。

（3）抓。用手反复抓取，人们能够清晰地感觉到优质的五谷杂粮很紧实、干燥，而且一般可以看到手上有白色物质出现，这是"整容"的五谷杂粮不具备的。

（4）冲。优质的五谷杂粮经温水冲洗不会出现大量杂质，而劣质的五谷杂粮和一些"整容"的五谷杂粮经温水冲泡后，在水中会沉淀大量杂质。

2. 选购健康的蔬菜和水果

（1）不买颜色异常的蔬菜和水果。新鲜蔬菜和水果不是颜色越鲜艳越好，如购买萝卜时要检查萝卜是否掉色；发现干豆角的颜色比其他的鲜艳时要慎选。

（2）不买形状异常的蔬菜和水果。不新鲜的蔬菜和水果有萎蔫、干枯、损伤、病变等异常形态；有的蔬菜、水果如果过量使用激素类物质，可能会出现畸形。这样的蔬菜和水果均不建议购买。

（3）不买有异常气味的蔬菜和水果。有些不法商贩为了使蔬菜和水果更好看，会选择价格低廉的化学药剂进行浸泡。这些物质有异味，而且不容易被冲洗掉。

3. 选购健康的肉制品

（1）看产品认证标志。生产企业是否获得食品生产许可证，有无"QS"标志或新的食品生产许可证编号。

（2）看生产日期。越新鲜的产品口感越好，产品存放时间越长，氧化现象就越严重。

（3）看产品表面。要选择表面干爽的肉制品，表面不干爽的肉制品容易有细菌繁殖，导致腐败变质。

（4）看产品外观色泽。颜色过于鲜艳的肉制品有可能添加过量色素，不宜选购。

（5）看产品弹性。弹性好的肉制品质量好。

4. 选购健康的加工食品

（1）看外包装。购买食品要仔细查看食品外包装是否完整。

（2）看食品"三期"。所谓"三期"是指食品生产日期、保质期和保存期。选购食品时最好不要购买临近保质期的食品，因为如果购买的食品不能马上食用完，很容易超期变质。

（3）看是否是"三无"食品。"三无"就是无生产商、无生产地、无生产日期，这样的食品千万不要购买。

（4）看食品是否有"QS"标志或新的生产许可证编号。第一批实行食品质量安全市场准入制度的是：大米、小麦粉、酱油、醋、食用植物油；第二批实行食品质量安全市场准入制度的是：肉制品、乳制品、饮料、味精、方便面、饼干、罐头食品、冷冻饮品、速冻面米食品、膨化食品；第三批实行食品质量安全市场准入制度的是：糖果制品、茶叶、葡萄酒、果酒、啤酒、黄酒、酱腌菜、蜜饯、炒货食品、蛋制品、可可制品、水产加工品、淀粉及淀粉制品。

（5）看食品经营环境。选购食品时尽量到大型商场、超市和质量信誉好的商店去，尽量不购买露天销售、经营条件差、感官性状发生变化的食品和地摊食品。

（6）购买裸装食品要注意食品是否新鲜、有无异味等。

（7）注意索要发票。购买食品的时候要索要发票，只有这样才能在所购食品出现质量问题时有理有据地进行维权。

5. 选购健康的进口食品

（1）从正规途径进口的食品都应有中文（简体字）标签，标明食品名称、原产地、境内代理商的名称、地址、联系方式、净含量、生产日期、保质期等内容。

（2）进口食品经过国家出入境检验检疫部门检验合格后方可在我国境内销售，因此从正规途径进口的食品均有国家出入境检验检疫部门的检验检疫合格证明，消费者可以向经营者索取。不要轻易购买没有中文标签，经营者又不能提供来源证明、检验合格证明的所谓"进口食品"。

第七节 警惕美食"陷阱"，预防疾病有讲究

防病、防癌，可以说是现在大环境驱使下必须关注的重要一环。在日常饮食中，时刻警惕美食中的致病、致癌因子，做好防病、防癌措施，也是保证饮食安全、身体健康的重要组成部分。

享受美食，也要注意防病、防癌

1. 少吃熏制、腌制、烤制、油炸和过热的食品

很多人爱吃熏制、腌制、烤制、油炸和过热的食品，如熏鱼、烤肉、腊肉、咸菜、火锅等。而这样的饮食习惯恰恰是肥胖、胃病、食管癌等疾病的高发原因，因此，少吃这些食品，能在很大程度上降低患病率。

2. 警惕热饮

研究表明，饮用65℃以上的热饮，可能增加罹患食道疾病，尤其是食道癌的风险，而且特别热的饮料被列入了2A类致癌物。因此，经常饮用热饮，尤其是非常烫的饮品的习惯是不可取的。另外，吃饭时狼吞虎咽、吃得太撑等都会增加患病、患癌的风险。

3. 少喝酒或酒精饮料

过量饮酒、直接喝烈性酒、一天喝 200 克以上的白酒，以及灌酒、空腹饮酒等饮酒方式，都容易导致疾病，尤其是肝脏疾病及癌症。因此，即使爱喝酒，也要少量、适当饮用。除此之外，喝酒之前先吃饭，尤其是先吃蔬菜和水果，可以增加维生素 C 与膳食纤维的摄入量，对口腔、食道、胃、结肠、肺等部位均有很好地保护作用，起到防病、防癌的功效。

4. 减少保温杯泡茶

茶叶中含有大量的鞣酸、茶碱、茶香油和多种维生素，用 80℃ 左右的水冲泡较为适宜。长期用保温杯中的高温水浸泡茶叶，会破坏茶叶中的维生素，不仅降低了茶叶的营养价值，减少了茶香，还容易使致病、致癌物增多，对身体造成不良影响。

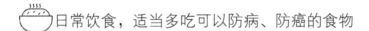 日常饮食，适当多吃可以防病、防癌的食物

1. 牛奶和酸奶

牛奶含钙和维生素 D，具有良好的补钙效果，一般人群，尤其是骨质疏松、缺钙的人群适合经常饮用。而且牛奶可以在肠道内能与致癌物质相结合，消除其有害作用。除此之外，酸奶能够抑制肿瘤细胞的生长，也适合经常饮用。

2. 蜂蜜和蜂乳

蜂蜜能增强人体抵抗力，促进新陈代谢，提高造血功能；蜂乳含有特殊的蜂乳酸。两者均对防病、防癌有效。

3. 茶叶

茶叶中含有儿茶素，能清除体内的放射性物质。除此之外，绿茶中富含茶多酚等天然抗氧化剂，对预防卵巢癌、皮肤癌有好处。普洱茶可

以帮助清除油脂，有润肠、减肥、防癌、抗癌等多种功效，可以经常饮用。

4. 花粉食品

花粉食品有提高智力、促进发育、增加耐力、延缓衰老的功能，可以增强人体抗病能力。目前常见的花粉食品有松花粉、油菜花粉、桂花粉、玫瑰花粉、菊花粉等，每种花粉均有各自的功效，可以根据自己的需求选购食用。

5. 新鲜蔬菜与水果

新鲜蔬菜，尤其是含有丰富的叶绿素、干扰素诱生剂、硒元素等防病、抗癌物质的新鲜蔬菜，比如青椒、洋葱、莴苣、菠菜、花菜、韭菜、大蒜、白萝卜、胡萝卜、圆生菜、大白菜等，平时经常吃这类蔬菜可以增强人体对疾病和肿瘤的抵抗能力。新鲜水果富含维生素、膳食纤维、矿物质以及其他多种营养元素，也具有防病、防癌功效。比如草莓中含有鞣酸物质，可以抗病毒，阻止癌细胞形成；还有一种胺类物质，对预防白血病、再生障碍性贫血等血液病具有良好的作用。苹果中含有果胶，可以与放射性元素结合，促使其排出体外。木瓜中含有胡萝卜素和丰富的维生素 C，有很强的抗氧化能力，可以帮助人体组织修复，消除有毒物质，增强人体免疫力，抵抗包括甲流在内的病毒侵袭等。

6. 海产品

海藻、海带等海产品中含有多糖物质和海藻酸钠。海藻酸钠能与放射性锶结合后排出体外。海鱼类食物中含有丰富的硒、锌、钙、碘等营养元素，对防病、防癌也是十分有益的。

7. 真菌食品

真菌食品中含有多糖物质和干扰素诱生剂，可以抑制肿瘤。比如香菇、金针菇、猴头菇等，均对肿瘤有抑制作用。不过真菌食品不宜多吃，平时作为佐餐食品适量食用即可。

除了这些对防病、防癌有突出作用的食品之外，日常饮食中还有多种食材可以起到防病、防癌的功效。只要我们做到饮食多样、均衡，保持良好的饮食习惯并注意卫生，便能大大降低患病机率。

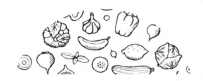

第三章　食物营养要保留，烹饪方法很重要

▬ 第一节　烹饪方法，对食物营养素影响差异大

合理的饮食不但要求食物搭配得好，而且还要有正确的烹饪方法。说到烹饪方法，就不得不提到延续了数千年的中国饮食文化，经过历朝历代的百姓和厨师的交流、积累、探索，我国发明和创造了不少独特的烹饪方法。据《中国烹饪辞典》统计，我国各地菜肴的烹饪方法总共有 467 种，常见的有熘、焖、烧、氽、蒸、炸、酥、烩、扒、炖、爆、炒、烤、煎、贴、拔丝等。不同的烹饪方法对于食物营养的影响也有很大的差异。比如不同的食用方法会使人体对大豆的消化率不相同，整粒熟大豆的蛋白质消化率为 65.3%，加工成豆浆可达 84.9%，做成豆腐则可提高到 92%~96%。因此，食物搭配均衡以后，还要学会根据不同食材的特性，选择适宜的烹饪方法，以最大限度地保留食品的营养。一般来说，比较常用的烹饪方法如下。

1. 炒

炒是指锅内放油，油烧热，下生料炒熟。一般用旺火快炒，以减少食材中维生素的损失。如果炒肉，则用中火，能够延长烹饪时间，让肉更加安全、健康。

2. 爆

爆就是急、速、烈的意思，加热时间极短，烹制出的菜肴脆嫩鲜爽。主要用于烹制脆性、韧性原料，如猪肚、鸡肉、羊肉等。

3. 熘

熘需要两步完成。第一步是将挂糊或上浆的原料用中等油温炸熟或用开水汆（cuān）熟（沸水烫熟）；第二步是将芡汁调料等放入锅内，倒入炸好或汆好的原料，旺火、快速翻炒出锅。具有香脆、鲜嫩、滑软等特点。

4. 炸

炸是一种旺火、多油、无汁，将主料挂糊或不挂糊下热油锅，由生炸熟的方法。具有外焦里嫩的特点。

5. 煎

煎是烧热锅具，倒入少许油，将食材平摊在锅中，利用慢火热油使食物变熟，并使其表面呈金黄色的一种烹饪方法。一般容易产生较大的油烟。

6. 蒸

蒸是将处理完的食材放入碗中，加入调料搭配好之后，再放入锅中隔水利用水蒸气加热烹熟的一种方法。特点是油烟少或没有油烟。

7. 煮

煮是将食材处理完成，放入锅中，加水或汤武火（大火）煮沸，转文火（小火）慢慢烹熟的一种方法。所需时间比较长，但一般汤汁浓郁，味道较好。

8. 炖

炖是先将食材切块煸炒，然后兑入汤汁，用文火（小火）慢煮的一种方法。特点是有汤有菜，菜软烂，汤清香。

9. 烤

烤是将加工处理好或腌渍入味的原料置于烤具内部，用明火、暗火等产生的热辐射进行加热的一种烹饪方法。原料经烘烤后，表层水分散发，会产生松脆的表皮和焦香的滋味。

10. 拌

拌是把生料或熟料切成丝、条、片、块等，再加上调料搅拌而成的一种烹饪方法。其中尤其要注意的是生吃，如果食材清洗不到位，又没有经过焯（chāo）水（沸水中烫至半熟）处理的话，很可能残留有害物质。所以如果是生吃，前期处理一定要到位。

11. 焖

焖是把食材先过油炸至半熟，然后加汤用文火（小火）焖至熟烂的烹制方法。特点是菜品软烂不腻，比如我们常吃的油焖大虾、黄焖鸡块等。

12. 氽

氽是用生料加工调味后，放入沸水锅中煮熟的方法。而氽菜一般不直接用水，而是用鸡汤、骨头汤代替，之后加入配料增加味道和营养，有菜有汤，是一种比较养生的吃法，尤其适合冬季食用。

在各式各样的烹饪方法中，与煎、炸、烧烤或生吃等方式相比，蒸、煮、炖、炒等温和处理食物的方式更安全健康。因为蒸、煮和炖的烹饪温度在100℃左右，既可以杀死致病菌、寄生虫等病原体，又可以使蛋白质充分变性，容易消化、吸收。同时对维生素的破坏较轻，对于农药残留等有害物质也有一定的分解作用。对于家庭烹饪来说，还意味着油烟较少，不污染室内空气，一举多得。普通炒菜的温度大约在150℃左右，也低于油炸或烧烤。但爆炒或油冒烟甚至燃烧时的温度，与油炸相比，有过之而无不及，对烹饪油和食材营养的破坏都很严重，并不可取。

当然，如果要让烧烤吃起来比较健康，尽量不要用明火炭烤食物。因为如果局部受热超过200℃会产生杂环胺和多环芳烃类致癌物，对健康不利。最好用锡纸包裹食物，放在温度控制在200℃以下的烤箱中烤制。这样不仅能使食物受热均匀，较好地保留营养，吃到烧烤的味道，还能降低有害物质的产生。

如果要让煎炸吃起来比较健康，可以用水煎代替油煎。水煎常用来制作水煎包、锅贴等食品，比油煎吃起来更健康一些。

除此之外，一直不被看好的微波炉加热，对于富含水分的食物来说也是健康的烹饪方法。因为微波炉加热效率高，烹饪时间短使得维生素C、类黄酮和叶绿素的损失较少，也几乎没有溶水损失、油脂过多的问题。对于粥、面条、牛奶、蔬菜这样的食物来说，微波炉加热还是比较理想的烹饪方法。而对于奶酪、五花肉等油脂多水分少的食物，蛋类、贝类、螃蟹等有膜或有外壳的食物，则不宜微波加热。

第二节　注意烹饪事项，减少营养流失

除了有些烹饪方法会造成营养元素流失之外，有些烹饪事项注意不到，也会导致营养元素流失。比如以下事项，便是我们在烹饪中经常忽略的地方。

1. 先切后洗

蔬菜中有很多营养元素及有益物质是水溶性的，切完蔬菜以后再清洗的话，会导致营养物质在水中大量流失。正确的方法是先清洗，再切开，然后再烹饪。

2. 烧煮时间过长

蔬菜中的维生素 C 遇热后容易氧化分解，如果采用急火快炒、焯后凉拌等时间较短的烹饪方法，会减少维生素 C 的损失。一般来说，如果烧菜超过 10 分钟，维生素 C 会减少 60% 甚至更多。

3. 用油太多

无论是植物油还是动物油，每克均会产生约 9 千卡的热量，摄入过多均可诱发肥胖、高脂血症、心脑血管疾病等。因此，炒菜不宜放过多油，最多不要超过 30 克。

4. 挤掉菜汁

用蔬菜制作馄饨、饺子、包子等馅料时，把蔬菜切碎会流出大量汁水。一般为了包馅方便，大多数人都会选择把汁水挤掉，然而这样做就等于是放弃了蔬菜中 70% 的维生素和矿物质。所以为了更大限度地保留营养，不要挤掉菜汁。可以将蔬菜与香干、香菇、肉、粉条等一起剁碎、搅拌，让蔬菜的汁水渗入其他馅料中，既减少水分、保留营养，还可以让饺子味道更鲜美。

5. 炒菜不留菜汤

很多人炒完菜后，习惯性地把菜盛出，菜汤倒掉。实际上，菜汤中含有很多在烹饪过程中溶出来的营养素，包括水解蛋白质、氨基酸、维生素和部分矿物质、抗氧化物等，因此倒掉菜汤容易损失营养元素。如果实在不喜欢菜汤，可以在烹饪时用适量水、淀粉勾芡，减少菜汤的同时能更好地保留营养，并起到保温、抗氧化等作用。

6. 过早放盐

烹饪时，什么时候放盐也是有讲究的。因为放盐的时间会对食物的营养元素流失与保留产生影响。如果炒菜时放盐过早，会让蔬菜中的汁液流出过多，造成营养元素流失，菜肴口感变差；烹饪肉类食品时如果过早放盐，会让蛋白质凝固过早，影响汤汁鲜味的同时还影响消化。所以烹饪时，一般在菜肴七八分成熟或出锅前放盐比较好。

7. 绿叶蔬菜加醋

加醋是烹饪时常见的做法之一，比如酸辣土豆丝、糖醋里脊等都是人们非常喜欢的家常菜。但是对于绿叶蔬菜来说，烹饪时不宜加醋。因为醋中含有的乙酸会与叶绿素中的镁发生反应，形成"脱镁叶绿素"，不仅会让绿叶蔬菜颜色变得褐黄，还会导致蔬菜中的镁含量降低。所以烹饪绿叶蔬菜时要尽量少放或不放醋。

8. 炒菜先过油

地三鲜、干煸豆角等菜肴的烹饪方法都是先过油再炒，这样虽然让菜肴口感更好，但是油脂容易超标，营养元素也容易流失。因此，炒菜时最好不要过油，白灼、清炒、凉拌、清蒸等烹饪方式是比较好的选择。如果喜欢吃地三鲜、干煸豆角等菜品，一周吃一两次即可，不要太频繁。

9. 腌肉加碱性物质

在腌制肉品时，为了让肉质更嫩滑，很多人会加入小苏打、嫩肉粉等碱性物质，但是碱性物质会使肉中的蛋白质发生变性，难以被人体消化和吸收；脂肪遇碱后会发生皂化反应，失去原有的营养价值；肉中的 B 族维生素也会大量损失，还会产生异味，影响食用价值。因此，如果想要使得腌肉的口感更好，可以用盐、胡椒粉、料酒、蛋清、淀粉等代替碱性物质，这样更有利于保留营养。

10. 焯菜时冷水下锅

焯菜时应该避免冷水下锅，改用沸水能快速将蔬菜焯熟，减少营养元素，尤其是维生素 C 的损失。同样的，炒菜时也尽量采用旺火急炒的方法，这样可以缩短菜肴的加热时间，减少食材中营养元素的损失。

11. 盲目生吃

很多人认为生吃蔬菜可以更大限度地保留营养，利于身体吸收。其实这种做法只适用于那些本身无毒、未受污染的、可以生吃的蔬菜，比如萝卜、番茄、黄瓜、生菜等。而大多数蔬菜都要烹饪熟了之后再食用。尤其是那些本身含有一定毒素的蔬菜，一定要熟透以后才能食用，比如刀豆、扁豆、土豆等。

提醒大家注意的是，对于能生吃的蔬菜，也一定要清洗干净之后再食用。因为现在市场上绝大多数蔬菜都喷洒过农药，清洗不到位容易对健康造成损害。最好的做法是少生吃，即使是可以生吃的蔬菜，也尽量经过熟制后再食用。

除此之外，注意以下误区，可以更好地降低营养元素的流失，让烹饪、饮食变得更健康。

1. 隔顿、隔夜吃

研究表明，炒好的蔬菜放置 15 分钟之后，维生素 C 会减少 20%，放置 30 分钟之后维生素 C 会损失 30%，放置 1 小时则损失 50%。由此可知，隔顿、隔夜的饭菜几乎已经没有什么营养了。因此如果有时间，还是每天新做饭菜食用比较好。如果实在没有时间，隔顿、隔夜菜一定要充分加热之后再食用。

2. 冷藏不当

现在大多数人都习惯把买回来的蔬菜放在冰箱里冷藏，大多数蔬菜的适宜保存温度在 3～10℃，而我们一般会将冰箱的温度设置为 4～6℃，因此并不是所有的蔬菜都适应这个温度。比如番茄，如果放入冰箱低温保存，会使其肉质呈水泡状，过早出现软烂、黑斑、腐烂等现象；黄瓜适宜存放的温度不能低于 10℃，如果放在冰箱中冷藏，黄瓜不仅口感会变差，还会变软，出现异味，甚至长毛发黏；青椒适宜存放的温度为 7～8℃，放在冰箱中保存，颜色会变黑，口感会变差，而且也容易同黄瓜一样，出现变软、有异味、长毛发黏的问题。

3. 蔬菜存放时间过久

蔬菜存放时间过长会使新鲜的蔬菜变蔫，不但口感不好，维生素 C 也会大量流失。与此同时，蔬菜中无毒的硝酸盐会变成亚硝酸盐，亚硝酸盐进入人体后，会使正常的血红蛋白变成高铁血红蛋白，不再有携氧能力，甚至造成口唇青紫、气急等症状。所以每次购买蔬菜时，都不宜过多，而且要尽快吃，吃完再买新鲜的。

第三节　食物能不能生食，讲究颇多要注意

随着生活水平的提高，人们对饮食健康的追求也越来也高。生食，即不经过烹饪直接生食的方法成为饮食中比较常见，同时也被高度讨论的一种吃法。一般来说，生食可以最大限度地保留食物的营养，尤其是膳食纤维、维生素、矿物质、叶绿素、酵素等营养元素，并且帮助人们降低肠胃负担，促进新陈代谢，预防糖尿病、癌症、肥胖、便秘等多种疾病。尽管生食有很多优点，但是食物能不能生食，还是有很多注意事项的，只有在了解这些注意事项的前提下，才能更好地做到健康生食。

生食的基本注意事项

1. 不宜生食的人群

畏寒、手脚冰凉、易患伤风感冒、处于生理周期的女性及孕产妇、脾胃较弱的儿童及中老年人，不宜经常吃生冷食物；肠胃炎、消化性溃疡等患者忌吃辣椒、洋葱、芹菜等刺激性、粗纤维的生冷食物。

2. 注意农药残留问题

农药残留对生食健康有很重要的影响。通过第二章中介绍的清洗方法进行清洗，可将果蔬中的农药残留尽量降低。

3. 适当搭配热性食物

在吃生冷食物时，为了降低寒性，可以适当加入葱、姜、蒜等热性食物中和，以防止体内寒气加重。

4. 不要盲目生食

虽然很多果蔬生食可以更大限度地保留营养，但是并不适合所有的食物。比如含有 β－胡萝卜素、番茄红素，以及维生素 A、维生素 D、维生素 E、维生素 K 等脂溶性营养元素的食物，都需要加烹饪油或与含油脂的食物烹饪后食用，才能使这类营养素更好地被人体吸收。而且肉类、海鲜、蛋类、奶类等虽然不加工可以保留更多的蛋白质，但是人体对该类营养素的吸收率较低。同时生鱼、生肉往往带有多种细菌、病毒、寄生虫，所以生食还有一定的感染风险。

这些食物生食更营养

日常饮食中，除了水果可以生食之外，还有不少食物生食起来更营养、美味。不过在生食之前，一定要做好清洗工作，以降低食物中残留的农药、有害物质等对人体健康造成的影响。

1. 部分蔬菜

（1）番茄。番茄中含有丰富的维生素 C，受热易分解，所以想要补充维生素 C 的话，可以生食。并且生食番茄还有生津止渴、健胃消食、清热解毒、降低血压等功效。而如果想补充番茄红素、维生素 A 等营养元素，则最好用烹饪油烹饪之后再食用。

（2）黄瓜。黄瓜含有维生素 C、B 族维生素，以及各种矿物质，生食不仅口感清脆爽口，并且可以充分地保留这些营养素。不过在生食之前，可先把完整无损的黄瓜放入淡盐水中浸泡 15 分钟，用流动清水冲洗干净再食用。

（3）柿子椒。柿子椒富含维生素 C、B 族维生素、叶酸、钾和大量的水分。研究表明，100 克柿子椒中水分约占 92.2%，做成蔬菜沙拉生食，有健胃利尿、补水明目、提高免疫力等功效。

（4）白菜、娃娃菜。白菜、娃娃菜中均富含膳食纤维和维生素，有消炎杀菌、润肠通便的作用，适宜生食。不过需要注意的是不要生食储存太久的白菜、娃娃菜。

（5）绿豆芽。在我国，绿豆芽往往炒菜或焯熟后凉拌食用，但是国外做沙拉时经常生食绿豆芽，所以可以借鉴这种吃法，尝试一下生食，看看是否适合自己。因为绿豆芽富含维生素及水分，适当生食对身体有益。

（6）秋葵。秋葵切薄片生食是日本常有的吃法，目前在国内也开始流行。秋葵富含锌、硒等营养元素，具有防癌、抗癌的作用，生食可以更大限度地保留营养，发挥其功效。

除此之外，生菜、苦菊、豌豆苗、洋葱、萝卜、紫甘蓝、葱、姜、蒜等富含水分、维生素的食材均能生食，按自己的喜好食用即可。

2. 某些鱼贝类

鱼贝类中，一般用来生食的我们称之为生鱼片。生鱼片富含维生素、矿物质和蛋白质，其中所含的蛋白质是质地柔软，容易被咀嚼消化的优质蛋白质；脂肪含量低，其中含有 DHA、EPA 等营养元素，前者是人类大脑和中枢神经系统发育的必要营养元素，后者有抑制胆固醇增加和防止动脉硬化的作用，对防治心脑血管疾病有特殊作用。一般来说，常用来做生鱼片的鱼贝类包括金枪鱼、鲷鱼、比目鱼、鲣鱼、三文鱼、鲈鱼、鲻鱼等海鱼，鲤鱼、鲫鱼等淡水鱼，螺肉、牡蛎肉、鲜贝等螺蛤类，以及虾、蟹，海参、海胆，章鱼、鱿鱼、墨鱼等多种水产类食材。不过需要注意的是，水产类食材中会带有很多耐低温的细菌，特别是贝类，生食可能造成食物中毒和肠道疾病，所以自己尽量不要随意生食，最好去专业的食品店，购买经过处理的干净卫生食材食用。而且相较于淡水鱼、螺蛤类、螃蟹、虾等生食容易出现问题的水产类食材，来自深海的、新鲜的鱼类，以绿芥末和柠檬进行调味、杀菌，吃起来更营养健康。所以如果喜欢吃生鱼片，最好选择相对安全的深海鱼类。

有些食物一定别生食

1. 部分蔬菜

不宜生食的蔬菜包括富含淀粉类的蔬菜，比如土豆、山药、红薯等，因为这类蔬菜生食不易被消化。豆类蔬菜，包括芸豆、扁豆、菜豆、刀豆、四季豆等，因为此类蔬菜含有一种叫"凝集素"的毒蛋白，生食或者没有熟透食用可使人体红细胞凝集，引起恶心、呕吐、腹泻，甚至导致死亡。含草酸、硝酸盐较多的蔬菜，如菠菜、芥菜、竹笋、茭白、莴苣、马齿苋等，生食容易导致缺钙、结石，甚至有致癌风险等，一定要烹饪后再食用。某些新鲜蔬菜，如新鲜黄花菜、新鲜木耳不能生食，因为新鲜黄花菜中含有秋水仙碱，进入人体容易形成氧化二秋水仙碱，毒性极大，食用3~20毫克即有生命危险；新鲜木耳中含有叶林类光感物质，生食可以引起日光性皮炎，严重者甚至出现皮肤瘙痒、水肿和疼痛。

2. 肉禽蛋类

绝大多数的肉禽蛋类均不宜生食。虽然有人喜欢生食小牛肉或者食用五分熟的牛排，但是不可以经常食用，偶尔吃一次还可以，否则容易感染寄生虫。蛋类中含有抗生物素蛋白，经过肠道和生物素结合之后，会阻碍人体对生物素的吸收；而且生蛋中一般含有沙门氏菌，生食容易引发呕吐、腹泻等不良反应。螃蟹、龙虾等水产类食材，虽然可以生食，但是要购买已经处理好或者去专门的店里食用，不过风险仍然不可控。因为如果处理不好，生螃蟹、龙虾中可能带有的肺吸虫极易进入人体，造成肺脏损伤，严重者甚至会造成肠道发炎、水肿充血等。

3. 某些饮品或调料

蜂蜜、牛奶、豆浆、白糖等饮品或调料，"生食"很容易影响健康。之所以说"生"蜂蜜不宜饮用，是因为蜜蜂在酿制蜂蜜时常采集一些有毒的花粉，这些有毒的花粉酿进蜂蜜之后"生食"容易发生中毒，而且蜂蜜在收获、运输、保管的过程中也容易被细菌污染；"生"牛奶是针对从奶牛场直接购买的，没有经过消毒、杀菌处理的牛奶来说的。很多人认为这样的牛奶没有经过工厂的一系列生产步骤加工，直接买回家煮沸饮用保留的营养元素比较多，殊不知这样容易存在杀菌不彻底、感染病毒等健康风险；豆浆营养价值不比牛奶低，但是没有彻底煮沸的豆浆含有抗胰蛋白酶、酚类化合物和皂素等有害成分，容易影响人体消化、吸收，引起呕吐、恶心、腹泻等中毒现象；白糖是凉拌菜品或冲调饮品常用的调料，但是白糖在生产、包装、运输、储存的过程中很容易受到病原微生物污染，尤其是存放超过一年以上、颜色变黄的白糖，食用后可能会引起胃肠不适、腹泻、过敏等症状。吃之前最好加热到 70℃并超过 3 分钟。

第四节　用对烹饪器皿，助力食材更营养

日常烹饪器皿多种多样，研究表明，烹饪时所采用的器皿对食物的营养也有影响。所以烹饪时注意器皿的选择，尤其是器皿材质的选择，也是保障饮食健康的手段之一。

挑选烹饪器皿的两个小常识

1. 勿用明火直接烘烤食物

明火烘烤食物不同于烧烤，烧烤有多种方式，此处所说的明火是指直接在火上烘烤食物。研究表明，凡是煤、木材、石油、秸秆等含碳的可燃物，在燃烧过程中均会产生苯并芘这种致癌性较强的物质，它会通过皮肤、呼吸道、消化道等途径进入人体，诱发癌症。因此为了保障身体健康，应尽量避免明火烧烤，并且少吃或不吃明火烘烤的食物。

2. 不用彩瓷餐具盛酸性食物

彩瓷餐具是指绘有五彩缤纷图案的陶瓷器具，这样的餐具虽美，但是常用来装酸性食物，对健康存在一定的风险。因为无论是绘在陶瓷上的高温彩釉还是低温彩釉，其中均含有一些有毒的重金属和其他化合物构成的颜料。如果用来盛果汁、醋、酒、咖啡以及醋溜土豆丝、鸡蛋炒番茄等偏酸性的饮料及食物，彩釉中的有毒重金属等物质容易被溶解出来，随食物进入人体，引发慢性中毒。比如，铅中毒容易引发贫血、神经衰弱等；铜中毒容易引起肺部、骨骼损伤等。因此尽量少用彩瓷餐具。

常见烹饪器皿对食材的影响

1. 沙锅

沙锅是用陶土和沙烧制而成的锅，性质稳定，多用来熬制药材和煲汤。一般来说，沙锅的受热慢而均匀，可以让菜的味道慢慢散发出来，牛肉、羊肉、海鲜、鸡、鸡爪、猪脚等肉类，包括萝卜、山药、豆腐等配菜，均可以用沙锅烹饪。用沙锅烹饪食物还可以增加食物的甜度，使食物口感更松软，更易消化。

2. 铁锅

铁锅是烹饪食物的传统厨具，一般不含有毒物质，主要成分是铁，还含有少量的硫、磷、锰、硅、碳等。铁锅可以用来烹饪绝大多数食材，不过不宜用来烹饪莲藕。如果用铁锅烹饪莲藕，莲藕会发生化学反应而变黑，并且其中的营养元素也会遭到破坏。同时，也不宜用铁锅来烹饪酸性食物。因为铁在酸性环境中遇热容易生成亚铁盐类物质，有的亚铁盐会使蛋白质迅速凝固，降低食物的营养价值，常吃对身体无益。此外，尽量不要用铁锅煮汤；不要用铁锅盛菜过夜，这样容易导致铁锅溶出铁，破坏蔬菜中的维生素 C。而且患有色素沉着疾病的人不宜用铁锅进行烹饪。

3. 不锈钢器皿

不锈钢器皿具有一定的耐腐蚀、防污染、便于清洁消毒等特性，并且这些特性在 800～850℃ 的高温下依然可以保持，所以不锈钢器皿成为我们烹饪中经常用的一种厨具。不过不锈钢器皿也不可以长时间盛放盐、酱油、菜汤等，因为这些食品中含有电解质，长时间盛放在不锈钢器皿中会导致器皿表面发生化学反应，使有毒金属元素溶出，影响人体健康。所以用不锈钢器皿烹饪完以后，要把餐品及时盛出，并把不锈钢器皿洗净。

4. 铜质器皿

铜是人体必需的营养元素之一，日常生活中也有用铜为原材料制作的烹饪器皿，比如很多火锅店用的铜锅。一般来说，用铜锅烹饪食物可以促进三价铁转化为二价铁，便于人体对铁元素的吸收。不过需要注意的是，用铜锅烹饪食物后要及时将食物盛出来，以免铜制器皿所含的铜元素与食物中的二氧化碳生成碱式碳酸铜，就是我们平时所说的"铜绿"，属于有毒物质，食用后容易出现恶心、呕吐、溶血、少尿等多种症状，严重时甚至会导致死亡。

5. 铝制器皿

铝也是人体必需的微量元素之一，可以帮助人体抵抗铅中毒，但是吸收过多也会对人体产生毒害作用，所以用铝制器皿烹饪时也要注意其安全性。铝制器皿不宜长时间烹饪加盐的餐品，因为盐会破坏铝的氧化膜，所以使用铝锅烹饪时，要最后加盐，并及时盛出。如果长时间放在锅内可能会有铝溶解在菜或汤内，影响饮食健康。此外，不宜用来烹饪加碱的食物，比如有人喜欢在熬小米粥时加些碱，让粥更软烂、黏稠；煮豆类时加些碱，让豆类更容易酥烂等。加了碱之后食物味道变好了，但是却容易与铝锅发生反应生成铝酸盐。铝酸盐溶解后释放的铝离子随食物进入体内会造成不良影响。健康的人受到的影响较小；但是对于肠壁功能异常或患有肾衰竭的人来说，则会加重病情。

━ 第五节　常见食材合理烹饪，营养才能更丰富

在日常饮食中，不同种类的食物有不同的烹饪方法。找到适宜于不同食物的烹饪方法，同时加入其他合适的食材，营养才能更丰富。

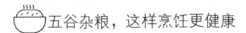

五谷杂粮，这样烹饪更健康

1. 面粉

面粉常用来做馒头、包子、面条、油条、面包等面食。其中馒头、包子、面条是比较健康的烹饪方法，油条、面包则要注意食品添加剂的问题。比如油条中如果添加明矾，可以让油条蓬松，提升卖相、口感，但是却容易引起脑科疾病，因此一周食用油条最好不要超过3次。面包中的食品添加剂可能会更多，购买面包时要挑选质量有保障的商家，而且最好不

要多吃。

2. 大米

大米直接用来煮或蒸的烹饪方法比较健康。如果用来煮粥的话，可以预先把清洗后的大米浸泡一夜，这样更容易煮软。不过浸泡大米用的水一定不能扔掉，要一起下锅煮，这样才能保留营养。用开水煮粥，可以将自来水中的氯气挥发掉，减少对维生素 B_1 的破坏作用，煮出来的粥口感更好，营养更丰富。煮粥尽量不要加碱，否则会破坏维生素 B_1、维生素 B_2 和叶酸。

除此之外，可以适当添加其他食材，让大米吃起来更营养、健康。比如大米栗子粥健脾养胃、壮筋骨；大米菠菜粥益气健脾、通血脉；大米山药粥健脾益胃、助消化；大米白萝卜粥止咳化痰、利膈止渴、消肿除胀；大米银耳粥滋阴润肺、生津；大米小米粥营养互补、提高营养价值等。

3. 小米

小米可以用来熬粥、磨粉等食用。可以单独熬粥，也可以加入大枣、赤豆、红薯、莲子、百合、肉类等食品熬成风味各异的营养粥品。磨成粉可以制作糕点，美味可口且富有营养。一般来说，小米加红糖煮粥有益气补血、健脾益胃、补虚损等功效；小米与肉类、黄豆熬粥可以提高蛋白质吸收率；小米桑葚粥可以保护心血管健康等。

4. 玉米

玉米直接用来煮、炒、蒸或磨成玉米面用于煮粥等食用方法均比较健康。一般情况下，玉米粒拌草莓食用可以预防黑斑、雀斑；玉米炒松子可以辅助治疗脾肺气虚、干咳少痰、皮肤干燥；玉米炒洋葱可以生津止渴、降血压、降血脂、抗衰老；玉米炖山药可以促进营养吸收；玉米炒鸡蛋可以预防胆固醇过高；玉米发糕可以增加膳食纤维摄入量等。

除此之外，玉米还常被磨成玉米面，可以用来煮粥食用。煮粥时可以加入蔬菜、花生、腰果等食材，让营养更丰富。

5. 紫米

紫米用来煮粥、煮饭、做甜点食用均比较健康。不过在煮紫米前，应该先将其冲洗干净后浸泡一夜，因为紫米的米粒外部有一层坚韧的种皮包裹，不易煮烂。而且要充分煮熟，否则大部分营养元素无法溶出。一般情况下，紫米可以做成红枣赤豆紫米粥，有安神补血、清热解毒的功效；也可以做成椰汁紫米露，有改善气血、调养脾胃的功效。

6. 黑米

黑米一般用来煮粥食用比较健康，不过其种皮坚韧，不易煮烂，所以应该先用清水浸泡一夜，再小火慢煮至烂熟方可食用。很多黑米粥品可供选择食用，黑米莲子粥可以补肝益肾、丰肌润发；黑米大米粥可以开胃益中、明目；黑米燕麦粥可以降胆固醇、延缓衰老；黑米绿豆粥可以健脾胃、去暑热；黑米牛奶粥可以益气、补血、生津、健脾胃；黑米生姜粥可以降胃火。

7. 薏米

薏米一般用来煮粥食用，因为其较难煮熟，在煮之前需要以温水浸泡2～3小时，让它充分吸收水分、变软，然后再与相宜食材搭配才比较健康。比如薏米与莲子、大枣、百合、芡实等同食可以健脾止泻、滋阴润肺；与白果同煮可以健脾除湿、清热排脓；与香菇煮粥可以理气化痰；与赤豆煮粥可以健脾除湿，有消水肿的功效。

8. 赤豆

赤豆一般用来煮粥、熬汤食用比较健康，因为赤豆比较难煮烂，所以在煮粥、熬汤前先用清水浸泡一夜使其变软，再彻底煮至烂熟才比较容易消化。除此之外，赤豆还可以蒸熟之后做成赤豆沙、赤豆糕食用。与其他食材搭配，则可以加强营养，比如赤豆与糯米煮粥可以改善脾虚腹泻、水肿；与鲤鱼煮汤可以消水肿；与冬瓜炖汤可以增强去除水肿的功效。

9. 绿豆

绿豆一般用来煮汤食用比较健康，煮汤时把之前浸泡的绿豆和水一起倒入锅中。为了避免绿豆中的有机酸和维生素遭到破坏，清热解毒的功效降低，绿豆不宜煮得过烂，以绿豆煮至开花为度。一般情况下，绿豆与燕麦同煮可以控制血糖含量；与豇豆同煮可以清热解毒；与南瓜同煮具有日常保健作用。不过绿豆性寒凉，素体阳虚、脾胃虚寒、泄泻者慎食。

10. 黑豆

黑豆可以单独用来炒食、煮食、榨豆浆，以及磨粉制作面点等，也可以同其他相宜食材搭配食用，以此提高其营养程度，做到健康与美味兼顾。比如黑豆加谷类煮粥，可以达到氨基酸互补目的，营养更全面；黑豆红枣煮汤可以补肾补血；黑豆红糖汤可以滋补肝肾、活血行经；黑豆炖鲤鱼可以滋阴补肾、祛湿利水、消肿下气、补血催乳；黑豆薏米煮汤可以补血益气、改善面色。

11. 黑芝麻

黑芝麻炒、煮、磨粉、制作糕点或者作为调料使用都比较健康。其中黑芝麻凉拌海带可以益寿养颜；黑芝麻蒸梨可以补肺乌发；黑芝麻杏仁糊可以补脑益脑、改善睡眠；黑芝麻核桃糊可以补脑益脑、润肠通便；黑芝麻枸杞子粥可以补肝肾、降血脂；黑芝麻山药粥可以预防骨质疏松。

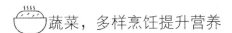蔬菜，多样烹饪提升营养

1. 韭菜

韭菜一般用来炒食、制馅包饺子食用比较健康，与相宜食材搭配效果更好。比如韭菜炒墨鱼可以润肠通便；韭菜炒豆芽可以清热润肠；韭菜猪肉馅饺子可以益脾健胃；韭菜炖牛奶可以温胃健脾；韭菜炒鸡蛋可以滋养

肝肾、行气通便；韭菜炒河虾可以助阳固精。

2. 芹菜

芹菜茎、叶均可食用，而且叶的营养价值比茎更高。芹菜一般用来炒菜、煮粥、凉拌食用比较健康，尤其是与一些相宜食材共同食用营养效果更好。比如芹菜炒鸭肉可以滋阴润肺；芹菜粳米粥可以祛伏热、利小便；芹菜拌莲藕可以降脂、降压；芹菜炒虾仁可以促进新陈代谢；芹菜拌山楂可以降血脂、消食、通便。

3. 黄瓜

黄瓜全身都可以食用，凉拌、炒、炖煮等烹饪方法均比较健康。比如黄瓜直接用来炖煮食用可以排毒；黄瓜炒虾米可以保护肝肾；醋调黄瓜可以清热解毒；黄瓜炒绿豆芽可以消火利尿；黄瓜炒鸡蛋可以健脑安神、降血糖；黄瓜苹果沙拉可以助消化、帮助减肥等。此外，黄瓜尾部含有较多的苦味素，苦味素有抗癌的作用，所以适当食用黄瓜尾部对于身体健康也有益处。

4. 蒜薹

蒜薹两端比较硬，食用前各去掉 1 厘米左右，再用炒、炖的方式烹饪比较健康。比如蒜薹炖黄鱼可以润肺健脾、补气活血；蒜薹炒肉可以温中下气、抗菌杀菌；蒜薹炒猪肝可以缓解大脑疲劳。

5. 洋葱

洋葱一般用来拌沙拉、炒菜、煮粥食用比较健康。比如洋葱炒鸡蛋可以降血压、降血脂；洋葱炒牛肉可以补脾健胃；洋葱小米粥可以生津止渴、降血脂、降血糖；洋葱松子苹果沙拉可以预防心血管疾病、保护心脏；洋葱炒苦瓜可以增强免疫力。

6. 豇豆

豇豆适合炖、炒、凉拌、制馅包饺子食用。比如豇豆炒虾皮可以健脾补肾、理中益气；豇豆土豆炖肉可以助消化、消除胸膈胀满；凉拌蒜泥豇豆可以防治高血压；豇豆炖冬瓜可以消水肿；豇豆鸡肉馅饺子可以增进食欲。

7. 扁豆

不熟的扁豆含有皂素和生物碱，容易导致中毒，因此防止吃扁豆中毒的办法是烹饪前先对扁豆进行加热。具体可以用水焯法，将扁豆投入开水锅中，热水焯透，放入冷水浸泡后再烹饪；干煸法，把扁豆放入烧热的锅内煸炒，炒至豆荚变色；过油法，把扁豆放入油锅中炸一下，捞出滤干油再烹饪。如果不采用上述三种方法预处理而直接煸炒，最好采用长时间地焖烧、炖等方法才比较安全。此外，扁豆与相宜食材搭配食用更加健康，比如扁豆炖山药可以增强人体免疫力；扁豆炒猪肉可以补中益气、健脾胃；扁豆炖鸡肉可以添精补髓、活血调经。

8. 土豆

土豆用来炒、炖、凉拌或做粥等都比较健康。比如土豆炖豆角可以除烦润燥；土豆炖牛肉可以保护胃黏膜；土豆香蕉沙拉可以抗癌防癌；醋溜土豆丝可以分解有毒物质；土豆拌黄瓜可以调理身体，补充营养。脾胃虚弱、消化不良、大便不畅的人可以常吃。

在凉拌土豆丝时，由于土豆一煮就烂，所以焯或煮土豆丝的过程中可以加些盐或醋，以保持土豆丝完整。在炖土豆时，要用文火才能均匀地炖熟，如果用急火猛炖，容易出现外层熟烂、开裂，但里面夹生的现象。需要注意的是烹饪土豆时一定要削皮，因为龙葵碱大多集中在表皮，即使将土豆带皮煮熟后再剥皮，也可能把土豆皮中约10%的龙葵碱传给果肉。

9. 卷心菜

卷心菜采用凉拌、急火快炒的烹饪方式比较健康。因为无论是凉拌时快速焯水，还是急火快炒，都能将维生素和矿物质的损失降到最低。一般来说，辣椒炒卷心菜可以帮助消化；醋调卷心菜可以润肠通便。

10. 娃娃菜

娃娃菜采用炖、炒、生吃的方式都比较健康。比如辣椒炒娃娃菜可以促进消化；凉拌娃娃菜可以润肠通便；上汤娃娃菜可以养胃生津、清热解毒；娃娃菜炒虾仁可以防治牙龈出血。

11. 辣椒

辣椒一般作为炒菜、凉拌菜的配料食用。比如辣椒炒娃娃菜、炒卷心菜都可以助消化；辣椒炒茄子可以抗压美容；辣椒炒花菜可以防癌、抗癌；辣椒炒鳕鱼可以增进食欲；辣椒拌黄瓜丝可以补充维生素。不过，加工辣椒时要掌握火候。由于维生素 C 不耐热，易被破坏，所以急火快炒是关键。此外，还有一个切辣椒不辣手的小妙招：由于辣椒中产生辣味的辣椒碱沾到皮肤上会使血管扩张，刺激痛觉神经，让人感觉手上火辣辣的痛。所以，切过辣椒后用醋涂抹双手可以有效地缓解痛感。

12. 青椒

青椒用来凉拌、炒菜食用都比较健康。比如青椒炒木耳可以开胃消食；青椒炒苦瓜可以延缓衰老；青椒炒黄鳝丝可以降血糖、降脂；青椒炒卷心菜可以助消化；凉拌青椒丝可以防治心脑血管疾病。

13. 莲藕

莲藕用来炖、炒、凉拌、煮粥食用都比较健康。比如莲藕糯米粉粥可以调和气血、清热生津；莲藕拌芹菜可以降脂、降压；莲藕炒百合可以润肺止咳；莲藕糙米粥可以健脾开胃、养血止泻；莲藕炖羊肉可以滋肺补血；莲藕炖黄鳝可以强肾壮阳、滋阴健脾；生姜拌莲藕可以止吐。不过莲藕最好现切现烹，不然容易氧化变黑。如果切完一时没法下锅，可以放入清水中浸泡，剩下的用保鲜膜保存即可。

14. 番茄

番茄用来凉拌、煮粥、炖汤、炒菜等都比较健康。比如番茄炒西葫芦可以抗癌；蜂蜜拌番茄可以补血养颜；番茄炒芹菜可以降血压；番茄炖黄鱼可以促进骨骼发育；番茄炖牛腩可以全面补充营养；番茄粥可以清热解毒、凉血平肝、生津止渴。

15. 白菜

首先要明确的是，腐烂的白菜和未腌透的白菜一定不能吃，因为两者均含有亚硝酸盐，对人体有害，吃了可能会产生头晕、呕吐等症状。在烹饪白菜时，先洗后切可以减少营养成分流失；适当放醋可以使大白菜中的钙、磷、铁元素分解出来，从而有利于人体吸收；用沸水焯30秒可以保护维生素C不被破坏。除此之外，白菜栗子粥可以促进大脑发育；白菜炖豆腐可以清肺热、止咳；白菜炖冬瓜可以润肠减肥；白菜炒瘦肉可以美白肌肤等。

16. 豆芽

豆芽有绿豆芽和黄豆芽。绿豆芽用来凉拌、炒菜食用都比较健康。比如清炒绿豆芽可以清热解毒；醋溜绿豆芽可以消毒杀菌；绿豆芽炒韭菜可以解毒、补肾；绿豆芽拌胡萝卜丝可以排毒瘦身。

黄豆芽用来炒、炖食用均比较健康。比如黄豆芽炒猪肚可以增强免疫；黄豆芽炖牛肉可以预防感冒、防止中暑。

需要注意的是，烹饪绿豆芽时间不宜过长，应热锅快炒，尽量减少对维生素C的破坏；无论如何烹饪，都可以加些醋，既能防止维生素B_1流失，又能起到消毒杀菌的作用；绿豆芽性质偏寒凉，且所含粗纤维较多，容易加快肠道蠕动，造成腹泻，所以烹饪时可以加一些姜丝，中和它的寒性。

17. 香椿芽

香椿芽用来凉拌、炒菜食用都比较健康，不过在烹饪之前一定要用开水焯一下，这样可以降低香椿芽本身的亚硝酸盐含量。一般来说，香椿芽拌豆腐可以润肤明目、益气和中、生津润燥；香椿芽炒鸡蛋可以润滑肌肤。

18. 山药

山药去皮后容易氧化变黑，所以要现切现烹，如果提前切好，可以泡入清水或盐水中，防止其氧化。食用山药时，选择炖、凉拌、炒、煮的方式烹饪都比较健康。比如山药银杏粥可以通淋；山药炒鳝鱼丝可以防治虚劳体弱；山药炖羊肉可以健脾胃；山药玉米面粥可以益气健脾、防癌抗癌；蓝莓山药可以保护心血管健康，缓解眼疲劳；山药银耳羹可以滋阴润肺。另外需要注意的是，山药里含有一定毒素，所以不宜生吃，即使是凉拌也要在煮熟后再调制。

🍇 常见水果，生吃烹饪两相宜

相较于其他种类的食材来说，水果生吃时的营养元素保留最多。不过为了丰富日常饮食，以下常见水果的烹饪方法供大家参考，可以让水果的吃法多一些"花样"，一饱口腹之欲。

1. 西瓜

西瓜可以直接吃，也可以用来拌沙拉、榨汁食用。比如西瓜绿茶汁可以生津止渴、清新口气；西瓜绿豆汤可以清热解暑；西瓜胡萝卜沙拉可以美肌润肤；西瓜芹菜沙拉可以利尿消肿。

2. 橙子

橙子可以直接吃，也可以用来榨汁、拌沙拉、煮粥食用。比如橙子猕猴桃沙拉可以预防关节磨损；橙子葡萄沙拉可以预防贫血、排毒养颜；橙子草莓沙拉可以美白肌肤；橙子蜂蜜汁可以防治胃气不和、呃逆；橙子燕麦粥可以预防胆结石；橙子玉米粥可以促进维生素吸收。

除此之外，橘子、柚子等同类型水果均可以如此食用。

3. 苹果

苹果可以直接吃，也可以用来蒸、煮、榨汁等食用。比如苹果绿茶汁可以防癌、抗老化；苹果大麦粥可以温中下气；苹果银耳粥可以润肺止咳；苹果桃子沙拉可以润肠通便；苹果黄瓜沙拉可以助消化；苹果炖鱼可以调理脾胃、防治腹泻。

4. 猕猴桃

猕猴桃可以直接生吃，也可以用来榨汁、拌沙拉、煮粥食用。比如猕猴桃橙汁可以预防关节磨损；猕猴桃蜂蜜汁可以清热生津、润燥止渴；猕猴桃粥可以健脾补肺；猕猴桃酸奶沙拉可以促进肠道健康。

5. 桃子

桃子可以直接吃，也可以用来榨汁、拌沙拉等食用。比如桃子苹果沙拉可以润肠通便；桃子葡萄柚汁可以预防贫血；桃子拌莴笋可以补充维生素，均衡营养；桃子牛奶汁可以滋润皮肤。

6. 大枣

大枣有鲜枣、红枣之分。鲜枣直接生吃最健康，有利于营养吸收。不过鲜枣保质期很短，常温下放置几天就会失去鲜脆的口感，所以最好现买现吃。红枣是干燥后的鲜枣，可以用来煮粥食用，也可以作为汤羹的配料食用，有补血、养血的功效。

7. 草莓

草莓一般直接吃，也可以用来榨汁、拌沙拉吃。比如草莓红糖汁可以利咽润肺；草莓拌豆腐可以减肥淡斑；草莓橙子沙拉可以美白肌肤；草莓榛子沙拉可以预防贫血；草莓酸奶可以助消化、解渴安神；草莓牛奶可以促进维生素吸收、养心安神等。

8. 荔枝

荔枝直接生吃最方便也最健康。除此之外，黄酒煮荔枝可以补血活血、防治感冒；荔枝炖鸡肉可以补中益气、补血生津；荔枝拌山药可以养护肌肤、强健身体。

9. 香蕉

香蕉可以直接吃，也可以用来榨汁、拌沙拉、煮粥等食用。比如冰糖香蕉可以润肠通便；香蕉土豆沙拉可以防癌抗癌；香蕉燕麦粥可以提高血清素含量，改善睡眠；香蕉芝麻粥可以补益心神。

10. 柠檬

柠檬过酸，不适合单独食用，一般作为配料用于各类菜品或饮品中比较健康。比如柠檬蜂蜜茶可以清热解毒；柠檬配三文鱼利于营养吸收；柠檬马蹄饮可以生津止渴；柠檬鸡可以促进食欲。

肉禽蛋类，花样烹饪营养好

1. 猪肉

烹饪猪肉时一定要做熟食用才健康。除此之外，还可以跟多种相宜食物搭配制成菜品。比如菠萝古老肉可以促进蛋白质吸收；木耳炒猪肉可以清热补虚；猪肉炖南瓜可以清热解毒、生津止渴；猪肉炒豆腐皮可以壮骨补虚；芦笋炒猪肉可以降糖降压。如果在烹饪过程中猪肉被烧焦了，则不宜继续食用。

2. 鸡肉

鸡肉用来热炒、炖汤、煮粥、凉拌食用都比较健康。比如鸡肉粥可以补虚损；归参炖母鸡可以补肝益脾、养血补虚；黄芪乌骨鸡可以防治心悸气短、头晕眼花；凉拌鸡丝可以开胃健脾等。不过值得注意的是，鸡屁股是鸡淋巴最为集中的地方，也是储存病菌、病毒和致癌物的"仓库"，烹饪时应弃掉不要。

3. 牛肉

牛肉以炖煮、炒最为健康。比如洋葱炖牛肉可以补脾健胃；枸杞炖牛肉可以养血补气；葱爆牛肉可以养护脾胃；芥蓝炒牛肉可以养肝明目、增强食欲；牛肉炒菜花可以帮助吸收维生素 B_{12}；牛肉炖土豆可以保护胃黏膜。由于牛肉不易熟烂，在烹饪时可以放一个山楂、一块橘皮或一点茶叶，使其变得易熟烂，既减少烹饪时间，又易于肠胃消化。

4. 羊肉

羊肉用来炖、炒食用比较健康，与其他相宜食材搭配食用更健康。比如辣椒炒羊肉可以益气补虚、祛寒暖身；白果炒羊肉可以温补肺气、止咳；羊肉炖豆腐可以清热泻火、除烦止渴；羊肉炖萝卜可以消积滞、化痰热。

5. 鸡蛋

鸡蛋的吃法多种多样，就营养的吸收和消化率来讲，煮蛋为 100%，炒蛋为 97%，嫩炸为 98%，老炸为 81.1%，开水、牛奶冲蛋为 92.5%，生吃为 30%～50%。由此来说，煮鸡蛋是最佳的吃法，但要注意细嚼慢咽，否则会影响吸收和消化。对儿童来说，蒸蛋羹、蛋花汤最适合，因为这两种做法能使蛋白质松解，更易被儿童消化吸收。另外，鸡蛋与相宜食材搭配食用也比较健康，尤其是洋葱炒鸡蛋可以降血压、降血脂；苦瓜炒鸡蛋可以保护骨骼；番茄炒鸡蛋可以美容养颜；玉米鸡蛋羹可以降低胆固醇；香椿芽炒鸡蛋可以润滑肌肤。

6. 鸭蛋

鸭蛋用来煮、炒食用比较健康。在煮鸭蛋时，如果发现水的颜色有变化，说明添加了色素，这样的鸭蛋最好不要再食用。因为人为添加的色素容易被分离，放在热水中煮会浮于水面或者溶在水里。如果鸭蛋没有问题，煮熟后不要立刻取出，留在开水中使其慢慢冷却比较好，这样可以让鸭蛋熟透，以免因为食用未完全煮熟的鸭蛋而诱发疾病。另外，做咸鸭蛋时可以先将鸭蛋放在白酒中浸泡片刻，再捞出来均匀地撒上一层盐，然后放入透明的塑料食品袋中密封，放在阴凉干燥处，一般 10 天即可腌制成功。

🐟 水产和海产品，蒸、炖等烹饪方法更健康

1. 鱼类

鱼肉用炖、蒸的方法来烹饪比较健康。其中鲫鱼可以益气健脾、利水消肿；鲤鱼可以止咳平喘、清热解毒；鲢鱼可以温中益气、暖胃；青鱼可以化湿利水、祛风除烦；黑鱼可以祛瘀生新、补肝益肾；草鱼可以暖胃、平肝；带鱼可以补虚、杀虫；鳗鱼可以益气养血、柔筋利骨；黄鳝可以补虚损、强筋骨；泥鳅可以补中益气、解酒醒酒。

不过需要注意的是，无论人工饲养的鱼类还是野生的鱼类，体内都含有一定的有毒物质。活杀现吃，鱼体内的有毒物质往往来不及完全排除，鱼身上的寄生虫和细菌也没有完全死亡，这些残留毒素很可能对身体造成危害。因此购买活鱼回家后可以用清水养上一两天再杀，已经杀死的鱼则最好用清水浸泡 1 小时左右，以尽量清除鱼身上的剩余毒素，降低有毒物质对身体的危害。最好在鱼死亡数小时后再进行烹饪，因为放置一段时间后，鱼肉的结缔组织开始逐渐软化，肉质也会变得味美鲜香。

此外，尽量不要食用生鱼片，因为生鱼片对肝脏不利，极易感染肝吸虫病，甚至诱发肝癌；不要空腹食用鱼类，因为鱼类大多含有嘌呤，会使体内酸碱平衡失调，诱发痛风或加重痛风患者的病情。

2. 虾

虾有很多品种，但是均以煮、蒸、炒的烹饪方法较为健康。比如豆苗虾仁可以促进食欲；清蒸枸杞虾可以补益气血；芹菜炒虾仁可以促进新陈代谢；韭菜炒河虾可以补肾壮阳；西兰花炒虾可以补脾和胃。

如果是虾米，则一般可做配菜食用。比如虾米炒紫甘蓝可以强壮身体、防癌、抗病；虾米炒藕片可以养血补血；虾米粥可以提高免疫力、补钙、防治感冒。

3. 螃蟹

螃蟹用来蒸、煮食用比较健康。比如黄酒蒸蟹可以增鲜、祛寒；姜茸蒸螃蟹舒筋益气、理胃消食。不过需要注意的是，螃蟹濒临死亡时体内会分泌一种有毒物质——组胺，且会随着死亡时间延长而累积，因此死螃蟹千万不能吃；由于水质问题，螃蟹体内往往滋生大量的细菌，所以螃蟹一定要煮熟蒸透才能食用。

4. 贝类

贝类一定要经过充分加热才能食用。因此对于贝类食物来说，比较健康的烹饪方法是蒸、煮、爆炒，这样才能彻底加热、杀死细菌。蒸、煮时要冷水下锅，这样才能保证贝类内外生熟度一致；爆炒时最好先用沸水焯一下，保证熟透；用醋凉拌贝肉时把醋汤倒掉，这样可以减少化学污染物，降低贝肉中的有害物质，保留贝肉的营养。

5. 鱿鱼

鱿鱼用来炖、炒食用都比较健康。比如木耳炒鱿鱼可以补铁、提高免疫力；鱿鱼炖猪蹄、黄瓜炒鱿鱼可以补气养血；鱿鱼汤可以养心安神。

6. 海参

海参用来炒、炖食用都比较健康。比如葱爆海参可以延缓衰老、消除疲劳、提高免疫力；枸杞炖海参可以补肾壮阳；竹笋烧海参可以滋阴润燥、清热养血；芦笋烩海参可以防癌、抗癌。不过，烹饪海参时别放醋，因为醋会让海参中的胶原蛋白凝聚与紧缩，不利于营养元素吸收。

7. 海带

海带用凉拌、炖的方法烹饪都比较健康。比如海带炖排骨可以防治皮肤瘙痒；芝麻海带丝可以益寿养颜；海带菠菜汤可以强健筋骨；海带豆腐汤可以均衡营养、降血压；海带拌生菜可以助消化；木耳拌海带丝可以排出毒素、促进营养吸收。

另外，如果用干海带烹饪时，为了避免海带过硬，可以用淘米水泡发海带，让海带变得易发、易洗，烧煮时也易酥软；在煮海带时加少许食用碱或小苏打，但不可过多，煮软后，将海带放在凉水中泡凉，清洗干净，捞出即可食用；把成团的干海带打开放在笼屉里隔水干蒸 30 分钟左右，然后用清水浸泡一夜，用这种方法处理后的海带又脆又嫩，再用它来炖、炒、凉拌，都柔软可口。

其他常见食品，这样烹饪更健康

1. 方便面

方便面一般用于煮食。在煮之前，先把方便面放入沸水中，浸泡 1 分钟后捞出方便面，倒掉汤。之后向锅中重新加水，煮沸，加入新鲜的青菜、鸡蛋、肉等，再加入方便面煮食，便能降低磷酸盐和卤水等食品添加剂的含量，让方便面更加营养、健康。吃完面后，最好将汤倒掉。

2. 面包

面包可以直接吃，不过最好搭配牛奶、酸奶、水果、肉类、蔬菜等食用，增加膳食纤维、维生素等营养元素，使营养摄入更全面，吃起来更健康。不过面包属于发酵类食物，任何经过发酵的东西都不能立刻食用，否则容易引起胃病。所以刚出炉的面包虽然新鲜、口感好，但是为了健康，至少要放置 2 小时后再食用。

3. 豆浆

自制豆浆时，除了使用黄豆、黑豆外，还可以酌情加入红枣、花生、红豆、五谷等，让豆浆营养更丰富、全面。自制豆浆时要注意：生豆浆加热到 80 ~ 90℃ 的时候会出现大量泡沫，这是"假沸"现象，不代表豆浆真的煮熟了。所以在出现"假沸"现象后要继续加热 3 ~ 5 分钟，使泡沫完全消失，这样才能破坏豆浆中的皂苷物质，保证营养健康。

4. 火腿肠

火腿肠可以炒，也可以煮。研究证明，只要把火腿肠放在 60℃ 的温度中烹饪 30 秒，即可将亚硝酸盐的含量减少 1/3。为了让火腿肠吃起来更健康，可以与蔬菜搭配食用。比如芹菜炒火腿肠，可以增加膳食纤维摄入量，润肠通便；黄瓜炒火腿肠，可以补充维生素；火腿肠炖豆腐，可以补中益气、清热润燥。

5. 木耳

木耳有黑木耳（木耳）、白木耳（银耳）之分，用来煮、炒、凉拌食用都比较健康。比如木耳炒马蹄可以提高免疫力；木耳炒青椒可以开胃消食；木耳炒猪肉可以清热补虚；醋调木耳可以益气养胃、软化血管；银耳雪梨羹可以润肺止咳；银耳百合汤可以清咽润肺；苹果拌银耳可以润肠通便。不过为了保证营养和健康，变质的木耳和银耳，如表面长有绒毛状的干品、经水泡后发黏有异味的均不可再烹饪食用。

6. 金针菇

金针菇用来炖、炒、凉拌食用都比较健康。比如金针菇猪肚汤可以开胃消食；金针菇烧豆腐可以降血压、降血脂；金针菇拌西兰花可以增强免疫力、防癌、抗癌；金针菇炒鸡肉可以增强记忆力、益气补血。

7. 黄花菜

黄花菜鲜品含有秋水仙碱，如果要烹饪食用，需要先在清水中浸泡 2 小时以上，之后再炒熟、煮透后方能食用，否则容易中毒。干黄花菜已经去除秋水仙碱，比较安全，烹饪前用清水冲洗干净，放入水中浸泡 15 分钟再烹饪即可。一般来说，黄花菜用来凉拌、炖汤食用比较健康。比如黄花菜黄鳝汤可以通血脉、利筋骨；凉拌黄花菜可以清利湿热、养血平肝。

8. 粉条

平时吃得最多的粉条一般是用地瓜粉制成。正常地瓜粉煮 15～30 分钟即可，如果超时不烂则不宜食用。虽然不能证明是否加入了明矾，但是可以确定加入了其他东西，这类粉条不宜再烹饪食用。除此之外，烹饪时加入其他食材可以使粉条吃起来更营养、健康。比如猪肉炖粉条补肾养血、滋阴润燥；菠菜炒粉条润肠通便、助消化。

9. 豆腐皮

豆腐皮用来凉拌、炒、炖食用都比较健康。比如豆腐皮炒木耳可以滋补气血、润肠通便；豆腐皮炖猪肉可以壮骨补虚；豆腐皮拌生菜可以滋阴补肾、减肥健美；豆腐皮炖白菜可以清肺热、止痰咳。

10. 腐竹

腐竹用来凉拌、炒食用都比较健康。比如芹菜拌腐竹可以清热利尿、降压去脂；腐竹排骨汤可以养肝补肾、舒筋活络。

11. 红薯

红薯最好不要用来生吃，因为红薯的淀粉含量较高，生吃容易对消化系统造成负担。用来蒸、炖、煮粥等食用都比较健康。比如红薯炖排骨可以补气健脾、滋阴补肾；红薯牛奶可以补充膳食纤维、强心护肝；红薯粥可以健脾养胃；蒸红薯可以润肠通便。

12. 酸菜

酸菜一般用来炖、炒食用。比如酸菜鱼可以暖胃和中、促进消化；酸菜炒肉可以滋阴养胃。需要注意的是，酸菜毕竟属于腌制品，无论如何烹饪，均不宜长期、大量食用。

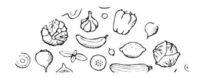

第四章 一日三餐的各类食材，正确挑选科学食用

▬ 第一节 餐桌上的主食，粗细搭配是关键

不论是早餐、中餐、晚餐，还是下午茶和宵夜，主食类的食物是不可替代的。主食是所需能量的主要来源，一般是指稻米、小麦、玉米、土豆、甘薯等富含碳水化合物的食物。

为什么健康饮食从主食开始

主食在一日三餐中占有重要地位。从古至今，健康的饮食都以"五谷为养"为主要原则之一。在我们一天的饮食中，主食占了绝大部分，其营养质量对一天当中的营养供应有举足轻重的作用。从广义上来看，主食指粮食，包括米、面、粗粮、薯类等食品；从狭义上来说，主食是指我们常吃的米饭、馒头等。对于普通的成年人来说，每天摄入250～500克主食便能维持人体的需要。

主食的主要成分是淀粉，淀粉经过消化被分解为碳水化合物。碳水化合物是人体必需的营养素之一，是人体能量的主要来源，为人体提供的能量占人体每天所需总量的65%～70%，在人体生命活动中有着无法替代的重要生理功能。因此，有很多人为了减肥、健美等目的而放弃吃主食是不健康的。其实，主食中含有丰富的碳水化合物、膳食纤维、维生素和矿物质，是减肥的"好帮手"，可以使人产生饱腹感，在一定程度上起到节制饮食的作用。因此，减肥的关键在于减少高热量食品的摄入，而不是去掉主食。

再或者，如果每顿饭都摄入富含蛋白质的大鱼大肉，而不摄入富含淀粉的主食，便无法促进高蛋白食物的消化、吸收。这样既不能为身体提供充足的碳水化合物，又增加了肝脏、肾脏的负担，同时还容易导致大肠中的腐败菌增殖，加大了患肠癌的风险。

此外，主食摄入不足还会造成肌肉酸软无力、记忆力减退等诸多健康问题，因此我们应充分发挥主食在人体生命活动中的积极作用，以此来提高人体的抗病能力。

主食的搭配原则

吃主食要注意以清淡为好。我国的饮食习惯就是用清淡的主食搭配味道丰富的菜肴，来为人体提供均衡的营养。如果主食不清淡，就不能很好地发挥其固有的营养作用。除了主食与副食的搭配应该咸淡适宜外，主食与主食的搭配也略有讲究。

1. 粗细搭配，粮豆混合

主食要注意粗细搭配，粮豆混合。因为粗粮与细粮、粮食与豆类所富含的营养元素可以互补，总体提升主食的营养价值。

一般来说，粗粮类食物主要包括玉米、小米、红米、黑米、紫米、高粱、大麦、燕麦、荞麦等谷物类，黄豆、绿豆、红豆、黑豆、青豆、芸豆、蚕豆、豌豆等杂豆类，以及红薯、山药、土豆、芋头等薯类。研究表明，粗粮中含有丰富的不可溶性膳食纤维，有利于保障消化系统正常运转。它与可溶性纤维协同工作，可降低血液中低密度胆固醇和甘油三酯的浓度；增加食物在胃里的停留时间，使饭后的血糖高峰趋于平缓，降低高血压、糖尿病、肥胖症和心脑血管疾病的风险。除此之外，每种粗粮所含的主要营养元素各不相同。比如燕麦富含蛋白质；小米富含色氨酸、胡萝卜素、铁和B族维生素；豆类富含优质蛋白、脂肪；高粱富含脂肪酸、铁等。

细粮是经过精磨处理剩下的中间柔软的粉质部分。大米和小麦是仅能做成"细粮"的两种食物，也是我们日常生活中最常吃的主食。大米和小麦在精磨过程中，谷皮、糊粉层和大部分谷胚被去除，只剩下胚乳部分，谷粒所含的维生素、矿物质、脂质损失较多。由于精加工程度越高，营养损失越大。目前市场上主要销售的是九五米和八五面，均保留了一些皮层和米胚来减少营养成分的损失。细粮容易被消化，具有一定的补益作用，不过由于其几乎不含膳食纤维，食用后会迅速被消化变成葡萄糖，进入血液，特别容易导致血糖升高。白米饭和白馒头都属于高血糖生成指数食物，长期食用对于血糖调节不利。因此，粗细搭配的食用方法最为适宜。

所谓粗细搭配，主要在于如何正确地食用粗粮。首先，粗粮要循序渐进地吃。现代饮食中，大部分人的肠胃已习惯精白米、精白面，因此在刚开始吃粗粮时可能会引起胀气、消化不良、腹泻等症状。如果突然间大量、频繁食用，甚至会影响营养吸收，不利于健康，所以粗粮要循序渐进地吃。其次，粗粮要分人群食用。粗粮虽好，但是并非所有人都适合食用，因为不同人群的消化特点不同。对于健康成年人以及高血脂、高血糖患者，适当食用粗粮对身体健康大有益处。但是对于老年人、儿童、孕产妇、正在长身体的青少年，以及脾胃消化弱的特殊人群来说，要尽量少吃粗粮。最后，粗粮要适当搭配食用。虽然粗粮比细粮营养丰富，但由于其纤维质过高，并不是吃得越多越好，一周内有 2～3 天摄入粗粮即可。而且粗粮与细粮或者其他粗粮搭配食用效果更好。比如粗粮与细粮结合，可以用全麦粉和小麦粉一起蒸馒头，用精米和糙米混合蒸饭，既能避免给肠胃造成负担，又能促进营养吸收。粗粮与其他粗粮结合，如八宝粥，将不同粗粮搭配在一起，达到增强营养的效果。

2. 干稀搭配

人们每天都要摄取大量的水分，除了靠喝水获得，还可以从食物中摄取。而主食干稀搭配，既能帮助人体补充水分，还有利于人体消化吸收，增加饱腹感。除此之外，主食干稀搭配食用使营养更加均衡。比如馒头、花卷、油条等搭配玉米面粥、绿豆小米粥、赤豆大米粥等食用；玉米面窝头、玉米面发糕等可以搭配肉丝面汤、大米粥等食用。

3. 主食与油盐的搭配原则

如今，主食已经不仅仅局限于馒头、窝头、花卷等，逐渐增加了油酥饼、肉饼、煎饼果子、炒饭等多种花样。而这些主食中往往都加入了大量的油和盐，对身体健康不利。一般来说，主食的品类可以多种多样，但是不要加入过多的油和盐，否则容易影响心脑血管健康。

常见主食的挑选技巧

1. 小麦面粉

（1）看颜色。符合标准的特制粉，色泽白净，粉质细洁；标准粉为乳白色或淡黄色；质量差的面粉色泽稍微深一些。如果颜色纯白或发暗可能是过量使用增白剂的缘故。

（2）闻气味。质量好的面粉气味正常，略带香甜味；质量差的面粉有酸、臭、霉等异常气味。使用增白剂、吊白块的面粉，会破坏小麦原有的香气，涩而无味，甚至会带有少许化学药品的气味。

（3）触摸。用手抓一把面粉使劲捏，松手后若面粉随之散开，说明是水分正常的好面粉；若不散开，并有一定结块现象，说明面粉水分偏多。另外，手感绵软的面粉质量好，过分光滑的面粉质量差。

（4）看包装。看外包装是否标明生产者名称、生产地址、生产日期、保质期、质量等级等内容；看包装封口线是否有拆开重新使用的痕迹，若有可能为假冒产品。

2. 大米

（1）看颜色。新鲜的大米色泽乳白呈半透明，粒型整齐，粒面光滑有光泽，有轻微垩白（粒面上的白斑），有的米粒留有黄色胚芽是正常情况。陈米及劣质米一般色泽发黄，粒面无光泽，有糠粉，碎米多，垩白多，粒面有一条或多条裂纹（俗称爆腰粒）。

（2）闻味道。抓一把米闻味道，新鲜的大米有正常的清香气味，陈米无气味或有糠粉味，劣质大米则有轻微霉味。

（3）触摸。购买时，抓一把米捏一下，新鲜的大米手感光滑，手插入米袋后拿出不挂粉；劣质大米则手感发滞，手插入米袋后拿出挂有糠粉。

（4）品尝。购买时取几粒大米放入口中细嚼，新鲜的大米有新鲜稻谷的清香气味，陈米或劣质米则无味道或有轻微异味。新鲜的大米米质坚实，劣质米发粉易碎。

（5）用水泡。如果还是不确定是不是新鲜的大米，可以把买回来的大米用水泡一下，浸泡后米粒发白的是新鲜的大米，米粒裂纹多的是劣质米。也可以把大米放在透明玻璃板上，在光线充足处观察大米是否有裂纹粒。

3. 小米

（1）看颜色。优质小米米粒大小、颜色均匀，呈乳白色、黄色或金黄色，有光泽，很少有碎米，无虫，无杂质。颜色格外鲜黄的小米有可能是染色小米。

（2）闻味道。优质小米闻起来具有清香味，无其他异味。严重变质的小米手捻易成粉状，碎米多，闻起来微有霉变味、酸臭味、腐败味或其他不正常的气味。

（3）品尝。优质小米尝起来味佳，微甜，无任何异味。劣质小米尝起来无味，微有苦味、涩味及其他不好的滋味。

4. 紫米

（1）看外观。纯正的紫米米粒细长，颗粒饱满均匀。外观色泽呈紫白色或紫白色夹小紫色块。用水洗涤水色呈紫色或紫黑色。假的紫米颜色暗，且内外颜色一致。

（2）闻味道。抓一把紫米，对其哈口气再放到鼻子前闻一下，真紫米有米香味，假的则无米香味。

（3）用手搓。抓一把紫米用手搓，真紫米不掉色，假紫米会掉色。

（4）对光看。防止用劣质黑米冒充紫米，拿起几粒米对着灯光或阳光看，紫米泛红光，黑米发黑不透光。

（5）切开看。紫米有皮紫内白非糯性和表里皆紫糯性两种。糯性米切面白、不透明，非糯性米切面无色、透明。但是假的紫米有可能整体都是色素的紫色。

（6）用醋试。在白色纸巾上各放上一粒紫米，将白醋滴在紫米上，等上数分钟后，白色纸巾上出现紫红色的紫米即是真的，而无颜色变化的紫米则是假紫米。真正的好紫米出现的紫红色最明显。之所以有这种现象是因为紫米的种皮和糊粉层含有花青素，花青素遇到白醋后会变成紫红色。而染色的紫米不含有花青素，因此，假紫米在颜色上不会有丝毫变化。

5. 黑米

（1）看表皮。正常的黑米表皮层有光泽，米粒大小均匀，用手抠下的是片状物，碎米少；劣质的黑米无光泽，用手抠下的是粉状物，碎米多。

（2）看米芯。用手指将米粒外皮刮掉，若内部是白色且有光泽，说明是好米；若不是白色，则很可能是被染色了，不宜选购。

（3）闻气味。取少量黑米哈口气，然后立即闻味，好的黑米有正常的清香味，无异味；劣质黑米会微有异味或霉变、酸臭、腐败等不正常的气味。

（4）触摸。用手触摸黑米，若有滑爽的感觉或在手中握一会儿有发黏的感觉，则说明黑米可能被涂了矿物油。

（5）尝味道。取少量黑米放入口中细嚼，或磨碎后品尝，优质黑米味佳，微甜，无任何异味；劣质黑米味道差，可能有苦、涩等异味。

（6）看泡米水。用白醋泡少量黑米，等几分钟水如果变成类似红酒的颜色，说明是好米；如果泡出的黑米水黑得像墨汁一样，那就是不好的黑米。需要注意的是，如果是使用化学合成色素染色的黑米，因色素不溶于水、染色牢固，在用冷水淘米时反而不会使淘米水变色。

6. 薏米

（1）看色泽。挑选时要看薏米是否有光泽，有光泽的薏米颗粒饱满，这样的薏米成熟得比较好，营养也较高。

（2）看颜色。好的薏米颜色一般呈白色或黄白色，色泽均匀，带点粉性，非常好看。如果颜色特别白的，可能是用硫黄熏过的，不宜选购。

（3）闻味道。购买薏米时最好闻一下味道。因为放置时间太长的薏米不仅会有一股霉变的味道，而且其甘味会大大减少。

（4）尝味道。薏米味道微甜，有黏度，尝起来有些粘牙，经常被用来冒充"大个薏米"的草珠子（草珠子是薏苡属植物野生薏苡的产籽，又称草菩提，硬质珠状，中间有天然孔道，经常被用来做手串、佛珠、门帘等，去掉外壳后与薏米非常相似，但是其个头比薏米大，单颗重量比薏米重，所以经常被用来冒充"大个薏米"）则没有这种特质。

7. 赤豆

（1）看颜色。颜色越红的赤豆，口感和味道越好。要注意的是，生的赤豆是不变色的，如果在清洗时掉色，估计是上了色素的，这样的赤豆要避免购买和食用。

（2）闻味道。购买的时候最好仔细闻闻赤豆的味道，看其是否有刺激性的化学气味。若有，也说明是上了色素的。

（3）看大小。颗粒完整，大小均匀的赤豆品质较好。过小的可能是在生长过程中发育不良所致；过大的可能是由于在生长过程中受到激素或农药的影响，以上两种赤豆均不宜选购。

（4）看豆皮。皮薄的赤豆品质较好，因为赤豆的皮越薄，其含铁量就越高，营养也越丰富。

8. 绿豆

（1）看外观。优质绿豆外皮蜡质，颗粒饱满、均匀，很少破碎，无虫，不含杂质。次质、劣质绿豆色泽暗淡，颗粒大小不均，饱满度差，破碎多，有虫，有杂质。

（2）闻味道。向绿豆哈口气，然后立即嗅气味。优质绿豆具有正常的清香味，无其他异味。微有异味或霉变等不正常气味的为次质、劣质绿豆。

9. 黑豆

（1）看表面。正宗的黑豆，颗粒大小并不均匀，有大有小，颜色也并不是全黑的，而是有的呈墨黑，有的却是黑中泛红。经过染色的假冒黑豆，它的大小基本是均匀的，色泽基本全是墨黑的。

（2）用水泡。把黑豆放入白醋中搅拌，如果白醋变成红色则是纯正的真黑豆，如果醋不变色则是假黑豆。黑豆遇白醋之所以变色是因为它的表皮含有黑豆红色素，遇到白醋会发生变色的化学反应。

10. 黑芝麻

（1）看表象。正常的黑芝麻颜色深浅不一，经过染色的黑芝麻个个乌黑发亮，黑得特别均匀。

（2）用刀切。由于黑芝麻只有种皮是黑色的，胚乳部分仍是白色，所以可以用刀把黑芝麻切开，如果里面是白色的，说明是真正的黑芝麻，否则就是染色的黑芝麻。

（3）放手心。抓一小把黑芝麻放到手心里，如果手心很快变黑，则说明是染色的黑芝麻。

（4）用手绢或纸巾辨真伪。抓少许黑芝麻放在湿手绢或湿纸巾上揉搓，不掉色的为真正的黑芝麻。

（5）尝味道。真正的黑芝麻吃起来不苦，有轻微甜感，有香味。如果是染色的黑芝麻会有一种怪怪的机油味或不正常的味道，而且发苦。

（6）用水泡。黑芝麻皮上有天然的花青素，放在水里会慢慢地溶解出来，形成一种比较透明的、有点褐色的溶液。如果黑芝麻泡在水里，黑色一下子就出来，还一团乌黑，溶液不透明，这种现象肯定不正常，很有可能是芝麻上染了东西。

第二节　蔬菜，物美价廉的营养剂

蔬菜是我们日常膳食的重要组成部分，包含丰富的膳食纤维、维生素、矿物质，以及大量的水分。按照结构和可食部分不同，可以分为叶菜类、根茎类、瓜茄类、菌藻类、鲜豆类等常见种类。

食用不同类的蔬菜，补充不同的营养

1. 叶菜类

日常生活中，我们经常食用的白菜、菠菜、油菜、卷心菜、空心菜等都属于叶菜类蔬菜。叶菜类蔬菜是维生素C、胡萝卜素、核黄素以及膳食纤维的良好来源，其钙、磷、铁的含量也比较多。不过，叶菜类蔬菜的草酸含量也高于其他类型的蔬菜，特别是苋菜、菠菜、马齿苋等的草酸含量特别高，会影响人体对钙、磷、铁的吸收。

以菠菜为例，菠菜营养丰富，含铁量位于各类蔬菜前列，还含有钙、磷、B族维生素、胡萝卜素等。有研究表明，菠菜提取物在抗氧化、抗肿瘤、抗炎、抗高血脂、降糖等方面均有良好的效果。但是，每100克菠菜约含300毫克的草酸，在食用前最好略焯一下，这样可以去除部分草酸，适合大部分人群食用。但是痛风病、软骨病、尿结石等患者最好少吃。

2. 根茎类

根茎类蔬菜包括萝卜、土豆、山药、芋头、莲藕、洋葱、大蒜等，营养成分各不相同，但从总体上说，根茎类蔬菜的淀粉含量较高，膳食纤维含量较少。根茎类蔬菜中，胡萝卜所含的胡萝卜素最高，但钙、磷、铁等矿物质含量不多。土豆、山药、芋头、莲藕等的淀粉含量较高，其中土豆作为继小麦、水稻、玉米、燕麦之后的等五大粮食作物，其营养素含量相当丰富。土豆含有天然植物脂肪、蛋白质、淀粉、膳食纤维和维生素，总碳水化合物密度更低，且土豆所含的淀粉是抗性淀粉，具有较低的升糖指数，比较适合糖尿病患者食用。洋葱是一种带有特殊味道的根茎类蔬菜，其特殊的催泪气味主要来源于洋葱中的含硫化合物。研究表明，含硫化合物对健康或有益处，因为含硫化合物能抑制细菌繁殖；从洋葱中提取出的一些物质还有降血糖和降胆固醇的效果，对减少癌症的发生也有一定的促进作用。此外，洋葱还含有苹果酸、芳香挥发油，以及其他具有药效的物质（如前列腺素、黄酮素）等。因此，经常食用洋葱对身体健康较为有益。

3. 瓜茄类

瓜茄类蔬菜包括冬瓜、南瓜、黄瓜、茄子、番茄、辣椒等。虽然多数瓜茄类蔬菜所含的维生素、矿物质比较少，但是瓜茄类蔬菜却含有其他多种人体所必需的营养元素，且易于人体消化吸收。比如番茄中的维生素 C 含量并不是最高的，但是因为受到有机酸的保护，损失很少，是人体维生素 C 的良好来源。辣椒中含有丰富的硒、铁、锌等营养元素，虽然受"辣椒素"生物碱影响，食用时会产生灼烧的痛感，刺激肠胃，但是加入适量的醋则可以中和辣椒碱，在减轻刺激的同时降低营养元素的损失，适合大多数人群食用。

4. 鲜豆类

鲜豆类蔬菜包括四季豆、豇豆、扁豆、毛豆、大豆等。鲜豆类蔬菜所含的蛋白质、糖类、维生素和矿物质等营养元素较其他蔬菜高。比如其所含的蛋白质为植物蛋白，营养价值接近于动物蛋白质；维生素以 B 族维生素为主，比谷类含量高；富含钙、磷、铁、钾、镁，是营养丰富的高钾、高镁、低钠食品。以大豆为例，大豆所含的脂肪可达18%，其中不饱和脂肪酸占85%以上，是重要的食用油来源；所含的优质蛋白质含量达36.3%；含有人体必需的 7 种氨基酸；所含的大豆异黄酮与雌激素结构相似，能够减轻女性更年期综合征，延迟衰老。但大豆异黄酮并不是雌激素，只是因为在人体内可以发挥类似雌激素的作用。它在体内是双向调节的，即体内雌激素水平不足的时候，它能发挥与雌激素相似的功能；体内雌激素水平较高时，大豆异黄酮反而会阻断雌激素与受体结合的作用，能抑制脂肪组织中雌激素的形成。

5. 菌藻类

菌藻类蔬菜包括灵芝、猴头菇、金针菇、香菇等食用菌和紫菜、海带、龙须菜等藻类。菌藻类食物含有多糖等复合成分，如香菇多糖、岩藻多糖、昆布多糖等，还含有大量的膳食纤维。以香菇为例，香菇的蛋白质含量超过猪、牛、羊肉，与鸡肉相近，在植物性食物中仅次于大豆；维生素含量也是其他蔬菜所不及的，特别是它含有其他植物性食物中基本上不存在维生素 B_{12}，维生素 B_{12} 能参与制造骨髓红细胞，防止恶性贫血，所以香菇有"植物肉"的美誉。此外，香菇中含有的香菇多糖还可以增强人体免疫力。

蔬菜颜色越深，营养价值越高

每种蔬菜都具有其独特的营养价值，日常生活中要搭配食用，才能保证营养均衡。《中国居民膳食指南（2016）》推荐每人每日应食用300～500克蔬菜。那么如何搭配选择就成了首要的问题。一般来说，蔬菜想要吃得健康，不仅要选择不同种类的蔬菜，还要关注其营养价值。除了不同种类的蔬菜具有不同的营养价值之外，不同颜色的蔬菜也具有不同的营养价值。我们一般将蔬菜颜色分为绿、黄、紫、白四种色系，且根据色彩顺序，营养价值依次降低，比如胡萝卜的营养价值高于白萝卜。对于同一色系的蔬菜来说，颜色越深其营养价值就越高，比如莴笋叶的膳食纤维含量高于莴笋。因此在食用蔬菜时，颜色也可作为营养搭配的依据。

1. 绿色蔬菜

绿色是叶菜类蔬菜最常见的颜色。常见的深绿色叶菜包括菠菜、油菜、蒜薹、茼蒿、芥蓝、芥菜、茴香菜、空心菜、豌豆苗、香椿芽、西兰花等。这些蔬菜均含有丰富的维生素 C、维生素 B_2、维生素 K、胡萝卜素、叶酸、黄酮，以及钾、钙、镁等矿物质，经常吃对身体有益。而且在每天食用的蔬菜中，推荐绿色蔬菜的食用量占蔬菜食用总量的一半，以便获得更多的营养。

2. 橙黄色蔬菜

比较常见的橙黄色蔬菜包括胡萝卜、南瓜、番茄、红辣椒等。这些蔬菜中含有丰富的类胡萝卜素，具有抗氧化的作用，可以消除、清理对人体健康有害的活性氧和自由基。同时，类胡萝卜素在人体内可以转化成维生素 A。维生素 A 具有多种功效，比如防治夜盲症和视力减退、抗呼吸系统感染、促进发育、强壮骨骼等。由于类胡萝卜素不溶于水，而易溶于脂肪，所以生吃、凉拌胡萝卜时，其营养成分不易于被人体吸收，最好用烹调油快炒或与含有脂肪的食物搭配食用来促进人体对类胡萝卜素的吸收。

3. 紫色蔬菜

比较常见的紫色蔬菜包括紫甘蓝、茄子、紫洋葱、紫扁豆等。这些蔬菜中含有丰富的花青素，是一种天然的抗氧化剂，可以促进视网膜细胞中的视紫质再生，保护视力。除此之外，紫色蔬菜中还含有一些其他蔬菜中比较少见的营养元素，如茄子中含有丰富的维生素 P，能减少血管脆性、降低血管通透性、增强维生素 C 的活性。同时维生素 P 只能从食物中摄取并不能自身合成，而且存在在茄子皮中，所以吃茄子时最好保留茄子皮。

4. 白色蔬菜

比较常见的白色蔬菜包括茭白、白萝卜、大白菜、花菜、冬瓜、山药、莲藕、菇类等。虽然这些蔬菜中维生素、抗氧化成分的含量不高，但其有着独特的营养作用。比如白萝卜、菜花这类十字花科的蔬菜含有芥子油，能促进肠道蠕动、防止便秘；菇类中蛋白质的含量平均可达 4%，是蔬菜水果的 12 倍，其赖氨酸、精氨酸、甲硫氨酸、色氨酸等氨基酸的含量也十分丰富。

蔬菜虽好，适量为宜

在日常饮食中，我们可以参考蔬菜的分类、颜色等进行搭配，既方便又营养。不过要注意的是，并不是推荐大家每种蔬菜都平均分配着吃，对于土豆、南瓜、山药等淀粉含量很高的蔬菜，在摄入时要适当控制比例。而且有些蔬菜，如果过量食用也有一定的危害。

维生素对于人体来说是一种重要的营养元素，虽然蔬菜富含维生素，但是也并不能因此就大量食用蔬菜，因为维生素的摄入也不是越多越好。脂溶性维生素，如维生素 A、维生素 D、维生素 E 等在体内吸收、代谢较慢，过量摄入富含此类维生素的蔬菜后，容易导致此类维生素在体内蓄积，很可能引起中毒。大量的维生素也会有副作用，并引发多种疾病。

除此之外，对于芹菜、春笋等粗纤维含量高的蔬菜，人体大量食用后难以消化，因此胃肠疾病患者不宜多食。而且粗纤维蔬菜食用过多还容易导致肝硬化患者胃出血，加重病情。菠菜、芹菜、番茄等含有较多草酸的蔬菜，容易与其他食物中的钙质结合，形成草酸钙，增加患结石病的风险，并影响人体对钙质的吸收。过量食用胡萝卜、番茄等含有大量胡萝卜素的蔬菜，容易导致摄取胡萝卜素超标，引起高胡萝卜素血症，导致面部和手部皮肤变成橙黄色，并引发食欲不振、精神状态不稳定、烦躁不安、夜里啼哭、说梦话等症状。

常见蔬菜的挑选技巧

1. 常见叶类蔬菜

（1）韭菜。韭菜一年四季皆有，冬季到春季出产的韭菜，叶肉薄且柔软；夏季出产的韭菜，叶肉厚且坚实。选购时，以韭菜颜色带有正常光泽，根部呈白色，用手抓时叶片不会下垂，且韭叶整齐、无黄变、无虫眼的为好。

（2）芹菜。芹菜以色泽鲜绿，叶柄厚，根部颜色干净，有芹菜独特的味道，且叶子无发黄、打蔫、不平整的为好。

（3）卷心菜。卷心菜以外表光滑、无坑包、无虫洞，菜叶嫩绿，菜帮白色，掂一下有沉重感，捏一下比较紧实的为好。

（4）娃娃菜。挑选正宗的娃娃菜，应以个头小，大小均匀，手感紧实，菜叶细腻嫩黄且平整的为佳。如果捏起来松垮垮的，有可能是用大白菜心冒充的。

（5）大白菜。大白菜以色白，个头大，结球紧实，根部小，掂一下感觉沉重，且无异味、无腐烂、无虫蛀的为佳。

（6）香椿芽。香椿芽以枝叶呈红色，短壮肥嫩，香味浓厚，无老枝叶，长度在 10 厘米以内的为好。另外，也可以闻一下香椿芽根部的位置，以有明显香椿芽特殊香味的为好。如果叶子带点红的是千头椿，叶子鲜绿色的是苦楝树，两者都没有香椿芽特有的味道，不宜选购。

（7）菠菜。菠菜以菜梗红短，叶子新鲜有弹性，叶面较宽、无变色、无腐烂、无虫蛀的为好。

（8）生菜。结球生菜以松软叶绿，大小适中，无虫蛀的为好；散叶生菜以大小适中，叶片肥厚适中，叶质鲜嫩，叶绿梗白且无蔫叶的为好。

（9）油菜。油菜以颜色鲜嫩，洁净，无黄烂叶，新鲜，无病虫害的为好。

（10）茼蒿。茼蒿的盛产季节为早春，选购时以叶片结实，绿叶浓茂，无腐烂蔫叶的为好。

（11）紫甘蓝。紫甘蓝以菜球紧实，用手掂着沉实，光泽度较高，叶子肥嫩的为好。

（12）茴香。茴香以鲜嫩，梗细，没有黄叶和烂叶的为佳。购买时可以用手掐一下茴香梗，发出脆响声、有水分的比较新鲜。

（13）芥蓝。芥蓝以菜梗偏细，叶片完整，没有黄叶和烂叶，顶部仍是花苞的质量为好。如果芥蓝顶部开花了尽量不要购买，说明芥蓝已经老了，口感较差。

（14）豌豆苗。豌豆苗以叶大茎直，新鲜肥嫩，叶身鲜嫩呈深绿色，整体呈小巧形状，无腐烂，无虫眼的为佳。

（15）油麦菜。油麦菜以颜色浅绿，没有黄叶，叶子平整不发蔫，根部没有腐烂的为好。除此之外，油麦菜一般有 6～8 个叶柄，挑选时以 6 个左右的为好，比较鲜嫩。

（16）空心菜。空心菜以叶子鲜绿，无黄叶，整株完整，无须根，无破损的为佳。此外，可以查看空心菜的切口和茎管，切口无腐烂或变色的比较新鲜；茎管细、颜色偏绿色的口感细嫩，茎管粗、颜色偏白色的口感较脆。

（17）苋菜。苋菜以根上带泥，根须少且短，叶片颜色深，菜梗易折断，整体无发蔫、变黄、腐烂、虫眼的为好。

2. 常见根茎类蔬菜

（1）白萝卜。白萝卜以颜色嫩白，色泽光亮，手捏感觉表面硬实，表皮完整光滑且没有刮痕，破损的为佳。除此之外，还要着重看一下白萝卜的根须。白萝卜的根须较直的，大部分情况下比较新鲜，适合选购；白萝卜的根须杂乱无章、分叉较多，则有可能是糠心萝卜，尽量不要选购。

（2）胡萝卜。胡萝卜以外表顺滑、无破损，颜色呈橘黄、橘红色且鲜亮、自然，外形匀称、无畸形，个头大小适中且掂一下感觉沉甸甸为好。除此之外，如果是带叶子的胡萝卜，一般表示刚挖出来不久，水分流失较少，适合选购；如果叶子颜色翠绿鲜嫩说明胡萝卜更新鲜，可以购买。

（3）洋葱。洋葱以葱头肥大，外皮光泽，无损伤和泥土，经贮藏后不松软、不抽薹、鳞片紧密、含水量少、辛辣和甜味浓的为好。

（4）莴笋。莴笋以茎粗大，肉质细嫩，多汁新鲜，无空心，中下部稍粗或成棒状，叶片不弯曲、黄叶、发蔫、苦涩的为好。

（5）山药。大小相同的山药，较重的质量更好。同一品种的山药，须毛越多的营养越丰富，口感越好。山药的横切面肉质呈雪白色说明山药比较新鲜；如果颜色呈黄色似铁锈的则不宜选购。山药怕冻，冬季买山药时可以用手握10分钟左右，如果山药"出汗"说明已经受过冻了；而且掰开来看，冻过的山药横断面黏液会化成水、有硬心且肉色发红，这样的山药质量差，不宜选购。

（6）土豆。土豆以颜色浅黄，摸着光洁，表皮完整无损伤，质地较为紧密，大小均匀，没有被水泡过的为好。除此之外要格外注意，表皮变绿色、发芽、有黑斑、有腐烂的土豆含有毒素，不宜选购、食用。

（7）芦笋。芦笋以笋尖鳞片抱合紧凑，无收缩，折断时较脆，易折断，笋皮无丝状物，粗细均匀，长度在20厘米左右的为好。

（8）牛蒡。牛蒡以长度在60厘米以上，直径2厘米左右，粗细均匀一致，笔直无分叉，颜色呈淡黄色，光滑不粗糙的为好。

（9）莲藕。莲藕以外皮颜色呈微黄色，有淡淡的泥土味，形状滚圆，两边被莲藕节封住，莲藕节粗且短的为好。

（10）蒜薹。蒜薹以外表没有损伤，看起来整齐、圆润、饱满，条长翠嫩、枝条浓绿、茎部白嫩，中等粗细的为好。除此之外，购买时可以用手指掐一下蒜薹的根部，如果很容易掐断且津液多，说明蒜薹比较新鲜。

3. 常见瓜茄果类蔬菜

（1）南瓜。同样大小体积的南瓜，挑选较重的；已经切开的南瓜，则选择果肉厚、新鲜水嫩、不干燥的，不宜选购有外伤、有腐烂、有坑洞的南瓜；南瓜有金黄色、绿色之分，颜色正常的为成熟的南瓜，颜色深黄、绿的发黑的，为成熟度很高的老南瓜；拍打南瓜，声音发闷有厚实感的是老南瓜，声音发脆空洞的为嫩南瓜；选择南瓜时闻一下味道，南瓜成熟度越高，香味越浓。如果有腐烂等异味，不宜选购。

（2）黄瓜。鲜黄瓜表皮带刺，轻轻一摸，刺就会掉的更新鲜。同时，刺小而密的黄瓜较好吃，刺大且稀疏的黄瓜没有黄瓜味；看上去细长均匀且柄短的黄瓜口感较好，大肚子的黄瓜一般都熟老了；好吃的黄瓜一般表皮的竖纹比较突出，可以看得出，也可以用手摸一下，而表面平滑、没有什么竖纹的黄瓜不好吃；颜色发绿、发黑的黄瓜比较好吃，浅绿色的黄瓜不好吃；个头太大的黄瓜不好吃，相对来说个头小的黄瓜比较好吃。

（3）冬瓜。冬瓜以种子颜色呈黄褐色，瓜肉厚，水分足，用手按压瓜肉较硬的为好。

（4）苦瓜。苦瓜以外皮颗粒大，果肉厚，颜色呈翠绿色，闻起来有清苦味，掐一下比较脆的为好。

（5）西葫芦。西葫芦以表面有一层小毛刺，大小适中、外形周正，没有磕碰、疙瘩和坑洞，颜色呈嫩绿色，掐一下有水分溢出的为好。

（6）丝瓜。丝瓜以形状规则、外形匀称、两头一样粗，顶头带花，表皮没有腐烂、破损，纹理细小、均匀，有弹性，颜色为嫩绿色、有光泽的为好。

（7）茄子。茄子从颜色上分有黑茄、紫茄、绿茄、白茄，以及许多中间类型。我们比较常吃的以黑茄、紫茄为主，以颜色黑紫光亮，一眼看上去非常漂亮的为好。从外形上可分为圆茄、长茄和短茄三个品种。圆茄果形扁圆，肉质较紧密，皮薄，口味好，品质佳，以烧茄子吃最好，炖煮、凉拌次之；长茄果形细长，皮薄，肉质较松软，种子少，品质甚佳；短茄果形为卵形或长卵形，果实较小，子多皮厚，易老黄，品质一般，凉拌食用较好。除此之外，在茄子的花萼与果实连接的地方，有一条白色略带淡绿色的带状环。带状环越大越明显，说明茄子越嫩，越好吃。

（8）辣椒。辣椒一般分为红色和绿色两种，挑选时以果肉厚，果形完整，颜色鲜艳、有光泽，表皮光滑，含油量高，辣味较强者为好。此外还要注意大小均匀，剔除虫蛀、缺损、发蔫、腐烂者。如果喜欢吃比较辣的，可以挑选辣椒蒂弯曲、辣椒瘦长、颜色较深、皮薄的，一般皮越薄辣味越重。如果喜欢吃不太辣的，可以挑选辣椒蒂平直、辣椒短粗、颜色较浅、皮厚的，一般皮越厚的辣味越轻。

（9）青椒。青椒以外观鲜艳、明亮、肉厚，顶端的柄呈鲜绿色，捏一下比较有弹性，有四个棱、肉质较厚的为好。

（10）番茄。番茄以颜色红润、有光泽，果蒂小，外形圆润的为好。如果颜色红得不正常，外形呈棱形，果肉颜色不均，少汁，无籽或籽呈绿色的一般为催熟的番茄，不宜选购。除此之外，不要选购未成熟的青色番茄，这样的番茄含有番茄碱，食用后容易出现恶心、呕吐等不舒适的症状。

（11）芸豆。芸豆以颜色呈嫩绿色，有光泽，种子颗粒饱满且整齐均匀，表面无破损和虫洞，触感紧实不发蔫，味道有豆香气的为好。

（12）刀豆。刀豆以颜色呈绿色，表皮光滑无毛，大而宽厚的为好。不过需要注意的是，刀豆一定要煮熟、煮透后才能食用，否则容易引起食物中毒。

（13）扁豆。扁豆根据豆荚颜色不同，可分为白扁豆、青扁豆和紫扁豆三种。其中白扁豆豆荚肥厚肉嫩，清香味美，是最常吃的扁豆种类。以荚皮光亮，肉厚不显籽的嫩荚为好；如果荚皮薄，光泽暗淡，籽粒明显，说明扁豆荚已老熟，只能剥籽食用。

（14）豇豆。豇豆以颜色呈深绿色，有光泽，整体粗细匀称，籽粒饱满，没有病虫害的为好。

4. 常见菌菇

（1）香菇。鲜香菇以比较完整、菌肉较厚，触摸起来湿而不黏、菌盖表面无滑腻感的为好。干香菇分为花菇、厚菇、薄菇、菇丁，选择时要根据菌盖判断。花菇的营养最好，蛋白质、氨基酸和矿物质更高，明显特征是菌盖上有花纹；厚菇又叫冬菇，菌盖上没有花纹，颜色为栗色，肉质较厚；薄菇的肉质较薄，选择时要选择开伞少、较为完整的个体；菇丁在选择时要选择较嫩的，即以干制的菇丁倒过来看不到菌褶的为好。

（2）草菇。草菇颜色有鼠灰褐色、白色两种，这两种颜色的草菇都可以选择。如果颜色中掺杂着黄色，则不宜选购。此外，草菇以新鲜幼嫩，螺旋形，硬质，菇体完整，不开伞，不松身，无霉烂，无破裂，无机械损伤，无病虫，无发蔫和变质的为好。

（3）平菇。平菇以一整朵，菌盖未开裂，菌盖边缘向内弯曲，菌柄较短，整体肥厚而有水分的为好。除此之外，闻一下如果有刺鼻的化学味道或其他异味，不宜选购；看一下平菇根部的碎屑，那是平菇的培养基，如果是使用棉籽壳栽培的，平菇口感会更好。

（4）金针菇。金针菇以颜色微黄、均匀、无杂色，长约15厘米，菌盖未开，味道呈自然的菌类味道的为好。

（5）木耳。木耳有黑木耳、白木耳之分。我们通常习惯于称黑木耳为木耳，白木耳为银耳。此处木耳为黑木耳，与银耳分开介绍。木耳又分为毛木耳和我们常吃的普通木耳。毛木耳的耳片背面长满了黄色、白色的绒毛，粗而长，耳片厚，食用起来口感脆硬。我们常吃的普通木耳的背面几乎光滑，只有淡淡的白色绒毛，耳片薄，食用起来口感较嫩。我们常吃的普通木耳以朵片完整，干燥松散，杂质少，手感轻和口尝无咸、甜、涩等味道的为好。除此之外，可以将买回的普通木耳泡水看吸水性，质量上佳的普通木耳吸水性极强，吸水后肉质富有弹性，体积能增长 10 倍以上。

（6）银耳。银耳即白木耳，以颜色白中略带黄色，闻一下没有异味，质感柔韧、不易断裂，花朵圆润硕大、间隙均匀、质感蓬松、肉质比较肥厚，没有杂质、霉斑，摸起来干而硬的为好。

5. 常见豆制品

（1）豆腐。豆腐以闻起来有浓浓的豆香味，颜色略带黄色或淡黄色、有光泽，质地细嫩柔软、没有杂质，尝起来有劲道和豆香味的为好。

（2）豆腐皮。豆腐皮以颜色呈淡黄色、有光泽，闻一下有豆腐固有的清香味，品尝有豆腐皮固有的滋味、微咸的为好。除此之外，还可以对买回家的豆腐皮做一下拉伸实验。优质的豆腐皮组织结构紧密细腻，富有韧性，软硬适度，薄厚度均匀一致，不粘手，无杂质。

（3）腐竹。腐竹以颜色呈淡黄色、有光泽，外形呈枝条或片叶状，质脆易折，折断有空心，无霉斑、杂质、虫蛀，闻起来有豆香味的为好。此外，如果对买回家的腐竹仍不放心，可以用温水浸泡 10 分钟左右，若泡出的水是黄色且没有浑浊，说明腐竹质量上佳。泡好的腐竹拿出来轻拉，有弹性的是质量比较好的腐竹。不过，如果弹性太强，且已经上升到韧性，且韧性非常强的，一般是添加了违法添加剂的"毒"腐竹，不宜食用。

━ 第三节　水果，营养丰富易吸收

日常饮食中，很多人认为水果和蔬菜都来源于植物，营养成分差不多，它们之间是可以相互替代的，因此根据自己的偏好，选择水果和蔬菜中的一种来食用，很少食用另一种。但是研究显示，水果和蔬菜的营养价值有所区别，两者之间不能相互替代。所以，大家即使吃了蔬菜，该吃水果时还是要吃的。

🍇 水果不能被蔬菜替代

虽然大多数蔬菜较水果来说具有更丰富的维生素、矿物质和不可溶性膳食纤维等对人体有益的营养物质，只吃蔬菜并不能满足人体对所有营养元素的需要。因为水果中所含的各种有机酸、芳香类物质是蔬菜中含量较少或没有的。而且水果食用前不用加热，其影响成分不受烹饪等因素影响，保留下的营养元素更丰富、多样。所以每日食用 400 克蔬菜、200 克水果是比较好的膳食比例。具体来说，水果的不可替代性主要包括以下方面。

1. 维生素和矿物质含量不同

蔬菜，特别是深色蔬菜中维生素和矿物质的含量远远高于水果，膳食纤维的含量一般也多于水果，但是蔬菜一般要经过烹饪才能食用，维生素损失比较大。所以生吃水果可以补充蔬菜中损失的维生素。

2. 有机酸种类不同

水果中的有机酸种类多于蔬菜，且含量较多，是果实中主要的风味营养物质和有益元素，可以软化血管，促进钙、铁元素的吸收，刺激消化腺的分泌活动，增进食欲和帮助消化等。因此，水果中的有机酸是衡量水果品质的重要指标之一。常见的有机酸有柠檬酸、苹果酸、酒石酸、乙酸、丁二酸等。

3. 芳香类物质

水果中含有各种芳香类物质，比如醇类、酯类、醛类和酮类等，使水果具有特殊的香味，可以增进食欲，刺激胃肠消化液分泌有助于食物的消化吸收。

由此可见，水果和蔬菜中所含营养元素的种类、含量是不同的，保证蔬菜摄入量的同时，每天摄入适量水果，可以为身体补充更多有益的成分。

警惕水果中的"不安全"因素

水果中含有大量的水分、糖分，在种植过程中容易生虫，在贮存过程中容易腐烂。因此，为了保证入口水果都是安全的，在挑选、食用水果时要注意把那些"不安全"因素剔除掉。

1. 打蜡

打蜡是国家允许的在水果表面做的保鲜处理，一般用的都是食用蜡。如果碰到不良商贩为了节约成本，用工业蜡代替食用蜡给水果打蜡，就会造成水果含铅、汞超标，对人体健康产生危害。一般人们容易对苹果、柚子、橘子、橙子、栗子等水果进行打蜡处理，因此在挑选、食用这些水果时要格外注意。

2. 有磕碰伤口

大量水果在运输、销售过程中免不了要发生磕碰，所以在挑选水果时要尽量避免挑选有磕碰伤口的水果。这些水果不仅不耐贮存，而且容易使果皮上的农药残留通过磕碰伤口渗入果肉，长期食用对人体健康不利。不过买来的完好无损的水果自己不小心磕碰出伤口，在短时间内洗净，去掉磕碰的部分可以直接食用，不会对人体产生危害。

3. 低温冻伤

在低温条件下，热带水果中所含有的超氧化物歧化酶的活性急剧降低，会破坏水果的内部细胞结构，导致果皮变黑。其实这种短期内的低温并不会导致热带水果果肉变坏，去皮之后还是可以照常食用的。如果果肉出现异味则不宜继续食用。

4. 霉变腐烂

有些不法商贩为了利润，常常将一些部分变质的水果便宜出售，或是将水果的变质部分去除，包上保鲜膜继续售卖。但是这种切掉霉变、腐烂部分的做法并不保险。一般水果上的霉斑是以展青霉素为代表的青霉。展青霉素会引起胃肠道功能紊乱、肾脏水肿等症状，而且展青霉素与细胞膜的结合过程是不可逆的，也就是说它们会赖在细胞上，对细胞造成长期的损伤，且无法修复。当肉眼可见霉斑时，霉菌产生的展青霉素其实已经扩展到水果的其他部位了，小面积切除无法保证水果的安全性。所以，当水果贮藏时间过久、产生霉斑时，要毫不犹豫地将整个水果扔掉。此外，霉菌还会污染其他保存较好的水果，一旦发现有发霉水果要尽快清理，并检查其他水果有无感染霉菌。

5. 变味水果

很多人会有这样的经历，水果放久之后，表面上没有明显的异常，但是会散发酒味。这是因为水果在贮藏过程中因为缺氧，转而进行无氧呼吸，将糖类物质转化为酒精，所以会发出酒精的味道。这种味道并非发霉变质，此时的水果可以继续食用。如果水果不仅有酒精的味道，而且表面有变色、变软等痕迹，很有可能存在其他有害的杂菌，不宜继续食用。

除此之外，我们还经常听说水果有"催熟""染色""喷酸、泡酸""增加甜度"等"不安全"因素，但是这些因素或为个别现象，或为夸大其实的谣言，挑选、食用水果时注意即可，不用过于担心。

🍇 "绕开"水果食用误区，灵活安排食用时间

1. 常见水果食用误区

（1）饭前不能吃水果，影响消化和吸收。其实饭前半小时吃水果是可以的，不但不会影响消化、吸收，还能将水果中含有的糖类迅速转化为葡萄糖被人体吸收，加上水果中富含的粗纤维，可以使人产生饱腹感，降低旺盛的食欲，避免暴饮暴食。

（2）饭后不能吃水果，容易造成腹胀。这种说法是针对饭后马上吃水果来说的，因为饭后马上吃水果，会影响淀粉、蛋白质和脂肪的消化，导致胃肠胀气等症状。饭后 1 小时之后再吃水果就不会出现这样的问题。

（3）空腹不能吃水果，会胃痛。这种说法因人而异，不是所有的人都不能空腹吃水果，也不是所有的水果都不能空腹吃。一般来说，胃酸过多、消化不好的人不宜空腹吃水果。如果消化功能强，胃酸分泌正常，空腹吃水果完全没有问题。只是不要吃山楂、杨梅这些酸味比较重的水果即可。

（4）水果上午吃是金，下午吃是银，晚上吃是废铁。其实人体对水果消化、吸收的能力主要与消化液的分泌状况和胃肠的蠕动能力有关，和时间没有直接联系。不管是什么时候，人体对水果中营养元素的吸收其实没有区别。

（5）水果寒凉，月经期间食用容易引发痛经。其实，月经期间依然可以吃水果，只不过别吃冰镇水果和西瓜、梨等凉性水果，适当吃些苹果、樱桃、大枣、石榴、榴莲等性质温和的水果是可以的。不仅能帮助人体补

充水分，还能补充维生素和矿物质，缓解经期食欲差、腰酸、疲劳等症状。

2. 正确吃水果的时间

上面已经说过，任何时间吃水果，人体对其营养元素的吸收率几乎一样。所谓正确吃水果的时间，是指这些时间段吃水果，不仅能帮助人体吸收营养，还能避免水果中营养的浪费。

（1）早餐时间。肠胃经过一夜的休息之后，消化功能还处于低谷，而体内的营养元素又消耗殆尽，此时人体急需补充营养。所以易于消化吸收，酸性不太强、涩味不太浓的水果便成为首选。一般来说，把苹果、葡萄、草莓等水果做成水果沙拉，可以让早餐营养更丰富。

（2）工作加餐。上午十点多、下午三点多的工作间隙，能量已经消耗得差不多，及时补充新鲜水果可以补充营养，缓解疲劳、焦虑、紧张状态，振奋精神，提升工作效率。

（3）餐后1小时。此时宜吃菠萝、猕猴桃、木瓜、山楂等富含蛋白酶的水果，能解油腻、促消化，减轻肠胃负担。

（4）加班时间。长时间对着电脑加班或者长时间学习等，都容易造成眼睛疲劳，所以吃蓝莓、草莓、葡萄等富含花青素的水果比较适宜，能减轻疲劳感，让双眼更加明亮有神。

除此之外，建议多吃应季水果。一般来说，12~2月的常见应季水果为柿子、奇异果、甘蔗、橙子、柚子、橘子等；3~5月的常见应季水果为菠萝、芒果、山竹、草莓、荔枝；6~8月的常见应季水果为樱桃、枇杷、桃、李子、火龙果、西瓜、甜瓜等；9~11月的常见应季水果为葡萄、石榴、梨、苹果、枣、木瓜等。

第四节 肉类，挑选优质肉类食用更健康

肉类是我们饮食中不可或缺的一部分，更是很多人的"心头好"。但是想要健康吃肉，除了适量、适当之外，还要挑选优质肉类来食用，这样才能更大限度地降低肥胖、消化不良等"副作用"，促进身体健康。

吃肉，先避免不安全的肉

1. 注水肉

注水肉是指不法商贩在畜禽屠宰前或屠宰后，通过其颈动脉对畜禽注入一定量的清水、生产污水、盐水，或直接往屠宰后的肉中注水、用水浸泡等，以增加肉品重量的一种方法。这种方法不仅会降低肉的品质，而且容易造成病原微生物的污染，安全风险不可控，会给消费者身体健康造成威胁。一般来说，想要避免注水肉可以通过以下三个步骤。第一，看检疫。合格的肉品是经过国家检疫的，肉品身上会有检疫验讫印章和纸质的动物检疫合格证，这两项齐全的情况下，肉品便是"放心肉"，可以选购。第二，检查肉品的外观和触感。正常的肉品外观色泽正常，肉质紧密有弹性，切割后无渗出物溢出。另外，正常的肉品触摸时手感有点发黏，手上会有油脂，而注水肉手感比较光滑、油脂较少。第三，用纸巾试水分。将纸巾贴在肉的新切面上，对于没有被注水的肉品来说，纸巾上一般没有明显浸润或稍有浸润，而且表面会有很多油脂，而对于注水的肉品来说，纸巾上会有明显浸润。

2. 添加瘦肉精的肉

"瘦肉精"是一类药品的名字，目前，农业部公布禁止添加的瘦肉

精共 16 种，其中盐酸克仑特罗和莱克多巴胺是最为常见的两种。盐酸克仑特罗是一种人工合成的肾上腺类神经兴奋剂，常用来防治哮喘、肺气肿等肺部疾病，当在动物中添加的剂量过高时，可使肌肉合成增加，脂肪沉积减少。莱克多巴胺是一种人工合成的克仑巴安 β 肾上腺受体激动剂，可用于治疗充血性心力衰竭症、肌肉萎缩症，也可以增长肌肉，减少脂肪蓄积。

鉴于此，每年国家都会组织对市场上的食品进行抽检，在肉类抽检中发现有个别含瘦肉精的不合格肉制品都会销毁。人体服用瘦肉精超标的肉制品后，盐酸克仑特罗和莱克多巴胺会被血液吸收，当摄入量较大时，对心血管系统和神经系统产生刺激作用，引起心悸、心慌、恶心、呕吐、肌肉颤抖等临床症状，甚至危及生命。为此，我国已禁止使用瘦肉精，但目前市场上不断出现新型的瘦肉精来躲避检测。因此消费者在购买肉类时，一定要选择正规渠道、资质齐全的肉类，减少食品安全隐患。

3. 超量或超范围使用食品添加剂的肉

为片面追求肉类在某方面的特性，不法养殖户或商贩会在肉类中超量或者超范围使用添加剂。比如在肉制品中违法添加合成色素，超量使用亚硝酸盐等防腐剂，为掩盖颜色不正常、变质的肉制品的真实品质而添加香精和着色剂等。这些都会导致肉制品中食品添加剂超标，给身体健康造成威胁。因此购买时要尽量选择正规渠道、资质齐全的新鲜肉类。

4. 滥用兽药的肉

在禽畜类养殖过程中，有些养殖户会过量使用兽药。这些兽药容易残留在肉类中，人体摄入后会在体内累积，从而导致人体内药物残留超标，对健康产生影响。这种肉类无法辨别，但是可以通过正规的购买渠道来降低风险，以此来保证食用安全。

5. 少用或不用嫩肉粉

嫩肉粉是一种能使肉类变得软嫩滑润的调味品，主要成分是从番木瓜中提取的木瓜蛋白酶。由于嫩肉粉处理速度快且效果明显，一般将鲜肉放在含有嫩肉粉的水中浸泡15～30分钟就可以增加口感，所以嫩肉粉被广泛应用于餐饮行业。嫩肉粉的主要成分是淀粉和木瓜蛋白酶，对人体没有危害。但是，嫩肉粉的制作门槛低，市场上常会出现没有标识、包装简陋的嫩肉粉。这些嫩肉粉里除了淀粉和木瓜蛋白酶，还含有碳酸钠、磷酸盐类、亚硝酸盐、色素、香料等食品添加剂，不仅能分解蛋白质，提升肉的口感，还能美化肉品，为不法商家给腐肉做"美容"提供方便。因此，选用嫩肉粉时，要挑选正规厂家生产的，而且不宜广泛使用。比如鱼肉、鸡肉本身较嫩，则无须使用嫩肉粉；牛肉、羊肉、猪肉肉质紧密、纤维粗，可以使用，但是不要常用。

红肉与白肉，合理搭配营养好

1. 白肉

在营养学上，白肉是指肌肉纤维细腻、脂肪含量较低、脂肪中不饱和脂肪酸含量较高的肉类，包括鸡、鸭等禽肉类，鲤鱼、带鱼等鱼肉类，虾、蟹等甲壳类肉，牡蛎、蛤蜊等双壳类肉等。白肉富含蛋白质，其氨基酸组成也与人体需要更为接近，易于胃肠消化吸收，且脂肪含量低，不易造成"三高"和其他诸多慢性病。

鱼肉作为白肉的一种，其蛋白质含量为猪肉的2倍，而且蛋白质的链比较短，易水解成氨基酸，更加利于人体消化吸收。此外，多吃鱼肉可以增加 ω−3 脂肪酸的摄入量，有增强脑力、降低血糖、保护心脏和预防癌症等功效。

鸡鸭等禽肉类中的蛋白质质量较好。鸡肉含有亮氨酸、色氨酸等人体自身不能合成的必需氨基酸，钙、磷、铁，以及多种维生素，对于身体有较强的补益作用。鸭肉味甘、咸，性寒，很适合在夏季或有阴虚内热表现的人食用。

虾的肉质松软，易消化，对于身体虚弱和病后需要调养的人来说是非常好的食物。而且虾中含有丰富的镁，可以减少血液中的胆固醇含量，防止动脉硬化，保护心血管系统；富含蛋白质，是很好的蛋白质来源；含有磷、钙、碘、铁等，对小儿、孕妇尤其具有补益作用。

2. 红肉

红肉是指烹饪前颜色呈红色的肉，猪肉、牛肉、羊肉等哺乳动物的肉都是红肉。与白肉相比，红肉中含有很高的饱和脂肪酸，过量摄入会导致血液中总胆固醇和低密度脂蛋白胆固醇升高，导致高脂血症、心脑血管疾病等。而且有研究显示，男性吃太多红肉还会导致患前列腺疾病的概率加大。不过几乎所有的天然脂肪类食品都含有饱和脂肪酸和不饱和脂肪酸，二者的含量是相对的。我国营养学会推荐饱和脂肪酸的摄入占总能量的比例不超过10%，因此红肉可以吃，只要适量即可。

红肉含有丰富的铁元素，还有蛋白质、维生素 B_{12}、硫胺素、核黄素和磷等。铁是人体制造血红蛋白的重要原料，在人体内氧的运输和储存、调节组织呼吸等许多代谢中起重要作用，如果身体摄入的铁元素不足，身体的抗疲劳能力会下降。一般来说，肉类的颜色越红，其中血红素铁的含量就越多，动物的心、肝、肾等内脏和动物血中所含的血红素铁最为丰富。

如果想要红肉吃得更健康，除了适量之外，还要看搭配。红肉中的蛋白质含量较高，且含有较多的赖氨酸，与谷类食物搭配食用，有利于充分发挥蛋白质互补的作用。只要不过量食用红肉，并且不采用碳烤、烟熏、油炸等烹饪方法，控制好盐和油用量，搭配谷物和蔬菜、水果食用，都是比较健康的吃法。

总的来说，白肉、红肉各有各的好处，人们日常应挑选优质、新鲜的肉类合理食用。

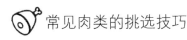常见肉类的挑选技巧

1. 猪肉

（1）看购买渠道。一般购买猪肉的渠道有超市和农贸市场。超市的猪肉来源比较正规，可以放心购买，但价格相对较贵。在农贸市场选购猪肉时，要看摊位的营业执照、卫生许可证、检疫证明是否齐全。另外，也要观察一下摊主的衣着打扮是否整洁，摊位整体环境是否卫生等。

（2）看表皮。健康的猪肉表皮无任何斑痕；病死猪肉表皮上常带有紫色出血斑点，甚至出现暗红色弥漫性出血，也有的会出现红色或黄色隆起疹块。

（3）闻气味。新鲜猪肉具有正常肉腥味；变质猪肉、病猪肉无论在肉的表层还是深层均有血腥味、腐臭味及其他异味。

（4）看弹性。新鲜猪肉质地紧密且富有弹性，用手指按压凹陷后会立即复原；变质猪肉由于自身被分解严重，组织失去原有的弹性而出现不同程度的腐烂，用指头按压后凹陷，不但不能复原，有时手指还可以把肉刺穿。

（5）看脂肪。新鲜猪肉脂肪呈白色或乳白色，有光泽；病死猪肉的脂肪呈红色、黄色或绿色等异常色泽；瘦肉精猪肉脂肪极少。

（6）看肌肉。健康猪肉的瘦肉部分一般为红色或淡红色，光泽鲜艳，很少有液体流出；病死猪肉颜色发红、发紫，无光泽，挤压时有暗红色的血汁渗出。

（7）看触感。用手触摸猪肉表面时，表面有点干，略湿润且不粘手的为新鲜猪肉；粘手的则为劣质猪肉。

2. 牛肉

（1）看颜色。新鲜牛肉的肌肉有光泽，呈暗红色，色泽均匀，脂肪呈洁白或淡黄色；变质牛肉、病牛肉的肌肉颜色发暗，无光泽，脂肪呈黄绿色；注水牛肉纤维粗糙，有鲜嫩感，但是观察肉面有水分渗出。

（2）看触感。新鲜的牛肉外表微干或有风干膜，不粘手，富有弹性，指压后凹陷可立即恢复；不新鲜的牛肉外表粘手或极度干燥，新切面发黏，指压后凹陷不能恢复，留有明显压痕；注水牛肉不粘手，湿感重。

（3）闻味道。新鲜牛肉有鲜肉味；不新鲜的牛肉、病牛肉有异味，甚至有臭味，所以选购时要闻一下味道。

（4）看老嫩。老牛肉的肉色深红，肉质较粗，适合用来炖汤喝；嫩牛肉的肉色浅红，肉质坚而细，富有弹性，适合用来爆炒、煎牛排。日常可以根据自己所需挑选合适的牛肉。

3. 羊肉

（1）闻味道。新鲜的羊肉有正常的气味；较次的羊肉有一股氨味或酸味；假羊肉容易味道过度。

（2）看触感。新鲜的羊肉有弹性，指压后凹陷立即恢复；劣质羊肉弹性差，指压后的凹陷恢复很慢甚至不能恢复；变质肉无弹性。另外，还要摸黏度，新鲜的羊肉表面微干或微湿润，不粘手；次新鲜羊肉外表干燥或粘手，新切面湿润粘手；变质羊肉严重粘手，外表极干燥。其中有些注水严重的肉也完全不粘手，不过可以看到其外表呈水湿样，不结实。

（3）看表皮。看羊肉皮有无红点，无红点是优质羊肉，有红点是劣质羊肉。

（4）看颜色。新鲜的羊肉有光泽，其肌肉红色均匀；质量较次的羊肉，肉色稍暗。新鲜的羊肉脂肪洁白或呈淡黄色；劣质的羊肉脂肪缺乏光泽；变质的羊肉脂肪呈绿色。

（5）看纹理。羊肉的纹理比较多，排成条纹状，脂肪和瘦肉粘在一起，但是加了羊肉膏的假羊肉就不一定了。比如用鸭肉做的假羊肉纹理较少，脂肪跟瘦肉界限分明。

（6）看包装。这一点主要是针对有包装的羊肉卷等半成品羊肉来说的，一般外包装上会有配料表，如果注明含有猪肉、鸭肉等成分，说明是合成肉。

（7）看解冻情况。这一点主要是针对冷冻肉来说的，假羊肉化冻后，红肉和白肉很容易分离，而真羊肉的红肉和白肉粘连得很紧密，很难分开。

4. 鸡肉

（1）挑选活鸡。挑选活鸡的时候，要选择羽毛紧密油润，眼睛有神、眼球充满整个眼窝，鸡冠与肉髯颜色鲜红且挺直，两翅贴紧身体，爪壮有力的鸡；站立不稳、鸡胸和嗉囊感觉膨胀有气体或积食发硬的是病鸡，不要购买。

（2）挑选生鸡肉。挑选生鸡肉的时候，好的鸡肉颜色白里透红，看起来有亮度，手感比较光滑。此外，要特别注意注水鸡，注水鸡会显得特别有弹性，仔细看会发现皮上有红色疹点，针眼的周围呈乌黑色，摸起来表面会有高低不平感。

（3）挑选冻鸡肉。挑选冻鸡肉的时候，最好选择颜色粉嫩、冻得比较结实、表面无大冰晶，解冻后鸡肉无异味、按压后凹陷能较快恢复的。如果有外包装，可以查看外包装上的安全标志、生产日期、保质期、厂家、经销商等信息是否齐全。

（4）挑选熟鸡肉。挑选熟鸡肉的时候，观察鸡的眼睛，健康鸡的眼睛是半睁半闭的，病死的鸡眼睛是完全闭上的。另外，也可以看一下鸡肉内部的颜色，健康的鸡肉是白色的，因为血已经放完了，而病死的鸡的肉色是偏红色的。除此之外还可以尝一下味道，健康鸡肉的肉质鲜美，入口有弹性，病死的鸡口感粗糙，往往有酱料遮不住的异味，比如腥味或臭味。

5. 动物内脏

（1）动物心。动物心以颜色鲜艳，没有异味，弹性大，有光泽的为好。

（2）动物肺。动物肺以颜色偏红色，表面有光泽，有正常泡沫，肉感柔软而有弹性，无结节和病变的为好。

（3）动物肝。肝脏的状态可以反应动物的状态，病死动物的肝脏颜色呈现紫红色，摸起来肉质没有弹性。在选购时，以肝脏颜色正常、有光泽，触摸有弹性的为好。

（4）毛肚。在选择毛肚时，不要选择颜色发白而且白得很均匀的，这种毛肚很有可能是经过过氧化氢、甲醛泡制的。经过这种处理的毛肚可以保持表面新鲜、有色泽，吃起来更脆，口感更好，但这类非法添加物会给人体造成危害。所以，如果牛肚非常白，甚至超过其应有的白色，且体积肥大，应避免购买。此外，用甲醛泡发的牛肚，很容易被捏碎，加热后迅速萎缩，如果不小心挑到此类牛肚，即使烹饪后也应避免食用。所以总体来说，毛肚以颜色自然，除了少许腥味没有其他异味，用手拉拽有韧性的为好。

（5）动物肠。动物肠以没有异味，肠体有弹性，颜色自然的为好。比如猪肠以颜色略灰，没有臭味、浓烈的香料味或化学制剂的味道等异味，肠体略粗的为好。鸭肠以颜色呈乳白色，黏液多，异味较轻，具有韧性，不带粪便及污物的为好。

6. 卤肉制品

（1）查看色泽和外观。应选择色泽正常且不太鲜亮的卤肉制品，这样的卤肉制品色素添加相对较少。另外，应选择卤汁不是太多的卤肉制品，这样的卤肉不容易变质腐败。

（2）查看日期。购买散装售卖的卤肉制品时，最好选择当日售卖的，并且买回家当日就吃完。对于有包装的卤肉制品，要选择保质期内的，并且注意包装袋是否有破损。如果包装袋有破损，就不要购买了。此外，也要查看包装袋上的生产日期、保质期、生产厂家、经销商、配料表等信息是否齐全。

（3）选择有资质的店铺。对于卤肉制品中的非法添加物、细菌超标问题，单从外观上无法判断，所以在购买时要选择有资质的店铺，选择较为干净的柜台，最好能选择冷藏柜存放的卤肉制品。

7. 淡水活鱼

（1）看活力。生命力强、体质好的淡水鱼一般都在水的下层正常游动，对外界刺激反应敏锐；而体质差的淡水鱼都在水的上层，鱼嘴贴近水面，尾巴呈下垂状游动；如果鱼体侧身漂浮在水面上，说明这条鱼即将死亡，不宜选购。

（2）看表皮。新鲜的淡水鱼表皮有光泽，鳞片完整，紧贴鱼身，鳞层鲜明，鱼身附着着稀薄黏液。不新鲜淡水鱼表皮灰暗无光泽，鳞片松脱，层次模糊不清，有的鱼鳞片变色，表皮有厚黏液。腐败变质的鱼色泽全无，表皮有厚黏液，液体粘手，且有臭味。

（3）看颜色。在孔雀石绿水中饲养过的鱼可能会在鱼鳍的根部及鱼鳃处留下绿颜色，选购时要特别注意看这两个部位的颜色。

8. 海鱼

（1）选择自然养成的深海鱼。海鱼味道好、营养价值高，但其捕捞期短、捕捞成本也较高，所以现在市场上销售的不少海鱼都是人工养殖的。不过有些海鱼因为其特殊的习性，无法实现人工养殖，比如带鱼、鲅鱼、小黄花鱼、大黄花鱼、比目鱼、鲳鱼、沙丁鱼等。因此，在挑选海鱼时可以多选择这几种。

（2）看整体。新鲜的海鱼色泽正常、光亮，按压有弹性，鱼鳃红润有光泽，眼睛透明鲜亮微凹陷，有正常的鱼腥味，没有其他异味，选购时可以按照这些要求仔细观察。

除此之外，为了保证饮食健康，即使选到优质海鱼，食用时也要把内脏和头部处理干净。因为重金属物质一般积累在海鱼的内脏和头部，而且海鱼尺寸越大，积累越多。

9. 冷冻鱼

（1）看鱼体。要选择眼睛光亮透明、眼球突起，鳃盖紧闭，体表少黏液和污物，鱼鳞光亮无缺损，鱼体挺而直，鱼肚充实、不膨胀的淡水鱼。

（2）摸鱼肉。新鲜的鱼一般肉质坚实有弹性，指压后凹陷处可立即恢复。放置时间越长的淡水鱼肉质越软。

（3）看颜色。一般挑选色泽同鲜鱼一样光亮，鳃片呈粉红色或红色、颜色正常并非特别鲜艳的冷冻鱼为好。

（4）闻味道。选购时抓起鱼闻一下，如果淡水鱼除了本身的腥味还有煤油味、臭味等异味，则不宜选购冷冻鱼为好。

10. 螃蟹

（1）看大小。淡水蟹并不是越大越好，一般雌蟹 150 ~ 200 克、雄蟹 200 ~ 250 克是上乘的优质螃蟹的标准。而重在吃蟹肉的海蟹，可以尽量挑选个头偏大的，这样的海蟹表明其生长期长，口感和营养更好。

（2）看蟹壳。蟹壳黑里透青、有光泽的螃蟹一般体厚坚实；蟹壳呈黄色的螃蟹大多比较瘦弱。

（3）看肚脐。螃蟹肚脐凸出来的一般都膏肥脂满；凹进去的大多膘体不足。

（4）看活力。挑选时可以观察螃蟹的活力，活力强、较生猛的螃蟹一般比较新鲜，同时，喷"白泡"的螃蟹也比较新鲜。

（5）捏软硬。用手捏一下螃蟹的腿，如果感觉很软说明这只螃蟹肉质较少，而如果螃蟹腿很坚硬则说明这是一只"健壮"的螃蟹。

（6）看雌雄。农历八九月挑雌蟹，九月过后选雄蟹，因为雌雄螃蟹的性腺分别在这两个时期成熟，滋味营养最佳。

螃蟹挑选回家之后并非万事大吉，还要注意的是螃蟹不宜多吃。因为蟹黄中胆固醇含量特别高，甚至比鸡蛋还高。每 100 克鸡蛋中胆固醇含量一般在 200 毫克以上，而每 100 克蟹黄中胆固醇含量可能高达 400 毫克。所以对于蟹黄含量多的螃蟹，一次不可食用过多。此外，也要避免食用死蟹，最好把鲜活的螃蟹放入少量水中，吐尽泥沙，清洗干净，彻底烹饪熟了之后再食用。

11. 虾

（1）鲜虾。鲜虾是置于冰块上比较新鲜的虾。虽然这种虾没有活虾新鲜，而且保质期也短，但相对于冷冻虾来说，捕捞上来的时间更短，肉质比较紧致、鲜美。在挑选时以肉质有弹性、表面没有发黏、虾身完整、头部没有分离或变软、闻起来没有异味的为好。

（2）活虾。能购买活虾最好，无论是代表淡水虾的青虾，还是代表海水虾的龙虾，都可以根据以下方法进行挑选。首先是看活力，无论是青虾还是龙虾，在选购时都要观察其活动情况，反应灵敏、活蹦乱跳的青虾和生猛的龙虾都是健康的虾。此外，优质的活虾还会有气泡产生。其次是看颜色，正常的青虾呈青绿色，身体呈半透明，如果色泽偏红色或是有白色斑点、肠线不清晰的则是病虾，建议不要购买。龙虾、小龙虾等身体上有厚重的虾壳，挑选时选择色泽正常的即可。再次是闻味道，正常的虾闻起来有正常的腥味，一旦闻到有臭味、异味，说明虾已经变质或有其他添加物，不宜选购。最后是看表皮。鲜活的虾体外表洁净，用手摸有干燥感。当虾体将近变质时，甲壳下一层分泌黏液的颗粒细胞崩解，大量黏液会渗到体表，触摸有滑腻感，所以如果虾壳粘手，说明虾已经变质了，不宜选购。

（3）冷冻虾。冷冻虾的加工工艺有一般冷冻和速冻两种。一般冷冻会使虾肉的部分蛋白质变性，相比之下，速冻工艺的营养损失会更少，口感也更好。冷冻虾比起生鲜虾的优点是保存时间长、易于运输，因此有很多海虾都是冷冻销售。只不过在挑选时要选择正规的市场、超市，并以虾体比较完整，虾身有一定的弯曲度，手感饱满有弹性，冰块透明无杂质的为好。

12. 小龙虾

（1）看季节。小龙虾最好吃的季节是 5～10 月，在此期间可以适当选购小龙虾食用。

（2）看颜色。生长在干净水域的小龙虾，背部红亮干净，腹部绒毛和爪上的毫毛白净整齐。

（3）看大小。尽量选购刚刚长大的小龙虾，太小的没有多少肉，食之无味；太大的，虾壳或红得发黑或红中带铁青色，肉质不好。青壮龙虾一般色泽自然健康，用手触摸虾壳有弹性。

（4）看鲜活程度。鲜活的小龙虾活动迅猛，虾钳有力。如果是被洗虾粉洗过的小龙虾，色泽光鲜且干净，而且虾钳很容易脱落。

当然，如果跳过选购这一步，自己在外就餐点了小龙虾，也可以判断小龙虾在下锅之前的鲜活程度。一般小龙虾尾部蜷曲，说明入锅之前是活的；如果尾部是直的，说明入锅之前就已经死了，最好不要继续食用。

13. 贝类

（1）挑活不挑死。活的贝类味道鲜美，在挑选时要挑外壳可以自然开闭的，开着壳的贝类在外界刺激下不闭壳则表明已经死亡，不宜选购。

（2）查看肉色。一般新鲜的贝类肉色呈白色、半透明状，如果肉色不透明，说明贝类已经不新鲜了，不宜选购。

（3）挑外壳平滑的。相对于外表疙疙瘩瘩的生蚝、扇贝等，蛏子、贻贝等外表干净、平滑，附着的脏东西少，相应的污染也少，可以适当多选择。如果实在想吃外表疙疙瘩瘩的贝类，清洗时要格外注意。

（4）选购有质量保障的。购买贝类时要在正规经营场所购买，不宜选择来源不明的贝类。而且选择冷冻贝类时要查看标签标识，选择生产地和生产商信息齐全的产品。

14. 海参

（1）看色泽。优质海参呈黑灰色或灰色，颜色正常。如果海参开口处和内部都是黑色的，一般是由炭黑或墨汁染黑的，不宜选购。如果颜色黑亮美观，一般加入了大量白糖、胶质甚至是明矾，也不宜选购。

（2）看组织形态。优质海参体形完整、肥满，肉质厚，将尾部开口向外翻就能看到厚度，刺粗壮挺拔，嘴部石灰质露出少，用刀切时切口较整齐；劣质海参参体呈扁状，肉质薄，嘴部石灰质露出多，刺有残缺。

（3）看状态。购买时一定要买干燥的海参，湿润的海参水分含量较大，称重时会吃亏，而且湿润的海参容易变质，不易储存。

（4）看杂质。优质海参体内很干净，基本上无盐结晶，外表也无盐霜，附在海参上的木炭和草木灰无异味；劣质海参体内有盐、水泥或杂物等，闻起来有异味。

15. 鱿鱼

（1）看色泽。新鲜的鱿鱼呈粉红色，有光泽，看起来呈半透明状，体表略显白霜；不新鲜的鱿鱼背部有霉红色或黑色，颜色暗淡，不宜选购。

（2）看鱼肉。好的鱿鱼头部和身体比较紧实，摸起来有弹性，而且越紧实的鱿鱼越新鲜；而劣质鱿鱼身体较松垮，没有弹性。

（3）挤压背部。购买时可以用手挤压一下鱿鱼背部的膜，膜不易脱落的鱿鱼是新鲜的，越容易脱落越不新鲜。

（4）闻气味。新鲜的鱿鱼有正常的海鲜味，不新鲜的鱿鱼有明显的异臭味，稍微闻一下就能闻出来。

第五节　禽蛋类，蛋白质优质易消化

通常意义上的禽蛋有鸡蛋、鸭蛋、鹅蛋、鸵鸟蛋、鹌鹑蛋等十余种。不过日常饮食中，我们最常食用的禽蛋类是鸡蛋、鸭蛋、鹌鹑蛋、鸽子蛋，以及鹅蛋。除此之外，其他禽蛋类很少甚至从不涉及。禽蛋类营养丰富易消化，是补充日常所需营养的上佳食材。

禽蛋营养丰富，常吃对健康有益

禽蛋营养丰富，是我们人体所需蛋白质的优质来源，尤其是蛋黄中的蛋白质含量高于蛋白部分，一个中等大小的鸡蛋可为人体提供约6克蛋白质，按照蛋白质含量来计算，可以说禽蛋类在各种动物蛋白质中是最质优价廉的一种食品。

蛋清和蛋黄分别约占总可食部的2/3和1/3。蛋清中的营养元素主要是蛋白质，不但含有人体所必需的氨基酸，而且氨基酸组成与人体组成模式接近，生物学价值在95%以上。所以全蛋蛋白质几乎能被人体完全吸收利用，是食物中最理想的优质蛋白质。

蛋黄比蛋清含有更多的营养成分，比如钙、磷和铁等无机盐多集中于蛋黄中。蛋黄还含有较多的维生素 A、维生素 D、维生素 E、维生素 K 和 B 族维生素等绝大多数维生素。蛋黄的颜色深浅是由维生素 B_2、叶黄素、玉米黄素、胡萝卜素的含量高低来决定的，这些保健成分有利于降低人体患心脏病和癌症的风险，能延缓眼睛衰老，同时还能降低出生畸形和老年痴呆、心血管疾病的风险。尤其是蛋黄中所特有的卵磷脂、胆碱对预防慢性疾病有很大的作用。

避开不安全的禽蛋

1. 裂纹蛋

裂纹蛋是由于在运输、储存及包装过程中，由于震动、挤压等原因，使鸡蛋出现裂缝或裂纹所致，容易被细菌入侵，食用后可能引起腹泻等相关症状，影响身体健康。

2. 黏壳蛋

黏壳蛋是禽蛋储存时间过长，蛋黄膜由韧变弱，使蛋黄紧贴于蛋壳。如果局部呈红色还可以吃，一旦蛋膜紧贴于蛋壳不动，贴皮又呈深黑色，且有异味的话，千万不可再食用。

3. 臭蛋

臭蛋是由于细菌侵入禽蛋内大量繁殖，引起变质导致。臭蛋的蛋壳呈乌灰色，甚至会因内部硫化氢气体膨胀而破裂，而蛋内的混合物呈灰绿色或暗黄色，并带有恶臭味。这样的禽蛋不能吃，否则有引起食物中毒的危险。

4. 散黄蛋

散黄蛋是由于运输过程中剧烈震荡，蛋黄膜破裂，造成机械性散黄；或者因存放过久，被细菌或真菌经蛋壳气孔侵入蛋体内，破坏了蛋白质结构而造成散黄，蛋液稀薄浑浊。一般散黄不严重，无异味，经过煎煮等高温处理后仍可食用。如果已有细菌在蛋体内生长繁殖，蛋白质已经变性，且伴有臭味，就只能舍弃了。

5. 死胎蛋

在孵化过程中受到细菌或寄生虫污染，加上温度、湿度条件不好等原因，导致胚胎停止发育的蛋称为死胎蛋。这种蛋所含的营养元素已经发生变化，其中的蛋白质被分解而产生多种有毒物质，不能食用。

6. 发霉蛋

发霉蛋遭到雨淋或者受潮，蛋壳表面的保护膜被冲洗掉，致使细菌侵入蛋内而发霉变质，蛋壳上可见黑斑并发霉，也不能食用。

常见禽蛋的挑选技巧

1. 鸡蛋

鸡蛋以表面有一层类似于霜样的粉末状物质，在上面哈口气用鼻子闻气味呈生石灰味的为好。除此之外，把鸡蛋放在比较平整的地方转圈，好的鸡蛋转几圈就会停下来。也可以拿起鸡蛋在耳边轻轻地摇一下，如果鸡蛋发出的声音是实的，说明鸡蛋质量较好。

2. 鸭蛋

鸭蛋以颜色呈淡蓝色、青皮，放在耳边摇晃一下没有声音的为好。此外，如果是购买红心鸭蛋，买回家后可以看一下蛋黄，正宗的红心鸭蛋蛋黄颜色红中带黄，而且几乎每个鸭蛋的颜色都不一样。如果是"苏丹红"鸭蛋，蛋黄颜色呈鲜红色，非常均匀，不宜食用。

3. 鹌鹑蛋

鹌鹑蛋以外壳坚硬，富有光泽，蛋壳表面有细小气孔，颜色呈灰白色，带有红褐色或紫褐色的斑纹，色泽鲜艳，放在耳边轻轻摇晃没有声音的为好。

4. 鸽子蛋

鸽子蛋以正规超市或有保障的花鸟鱼虫市场购买的为好。质量好的生鸽蛋放在阳光下看，稍微有些透明，没有色素斑点。如果有色素斑点的话，是假鸽子蛋。鸽子蛋煮熟后蛋白是透明的，如果是白色的，也是假的。除此之外，凡是外壳有破损、裂痕的鸽子蛋均不宜选购。

5. 鹅蛋

挑选鹅蛋时可以用手电筒照一下鹅蛋的外壳，如果里面蛋清、蛋黄分得清楚、没有血丝状物体，说明鹅蛋质量上乘。如果买回家之后不放心，可以打开蛋壳看一下，如果蛋黄颜色呈饱满的黄色，用手指轻压蛋黄不会破裂的话，说明鹅蛋比较新鲜。

不过需要注意的是，即使禽蛋类富有营养，而且质量上乘，有些人群依然不适合食用禽蛋类，尤其是鸡蛋。比如肾脏病患者是否能吃禽蛋类要遵医嘱；高热患者吃鸡蛋容易增加热度，不利于退烧；肝炎患者食用蛋黄容易加重肝脏负担，不利于康复；孕妇产后不宜立即吃鸡蛋，月子期间即使吃鸡蛋，一般一天也不宜超过 3 个；蛋白质过敏者忌吃蛋类，否则容易出现胃痛、斑疹等不良症状。

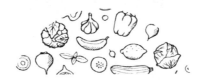

第五章　不同人群，注意调整饮食结构更健康

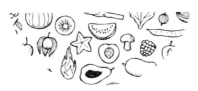

▕ 第一节　婴幼儿，奶类为主巧添辅食

婴幼儿时期的宝宝脾胃娇弱且不会表达，所以宝宝的饮食健康主要依赖于父母，尤其是妈妈的悉心照料。所以为了保证宝宝饮食健康，妈妈一定要了解婴幼儿饮食与营养搭配。

母乳、配方奶与辅食的营养搭配

1. 母乳

母乳是婴幼儿最好的营养来源。母乳中含有许多来自母体的免疫物质，可增强新生宝宝对各种疾病的抵抗力，这一点对于新生宝宝来说非常重要。宝宝在妈妈体内时处在无菌的环境中，一旦来到外界，各种细菌、病毒可能从消化道、呼吸道等进入宝宝体内，此时宝宝的免疫系统发育得还不够完善，需要依赖母乳中的免疫物质来抵抗危害。

母乳中含有一种无致病性的菌体，可将新生宝宝粪便中的双歧杆菌变为酸性的，并对大肠埃希菌、痢疾杆菌有抵抗作用，能保护宝宝肠黏膜，使黏膜免受细菌侵犯，增强胃肠道的抵抗力，避免腹泻发生。母乳中不饱和脂肪酸含量也较高，且易吸收，钙磷比例适宜，糖类以乳糖为主，有利于钙质吸收，总渗透压不高，能避免新生宝宝患坏死性小肠结肠炎。而且，母乳中溶菌素高，巨噬细胞多，可以直接帮助新生宝宝灭菌。

虽然单从营养素的含量来看，母乳的营养素含量不如牛奶，蛋白质和脂肪的含量都比牛奶低。但母乳仍然是新生宝宝最好的食物，因为母乳中的营养素含量虽然不高，但营养素的量却是最适合宝宝生长需要的。对于宝宝来说，超过需要的营养素量反而对宝宝的生长发育不利，而母乳中的营养素含量与宝宝的生长需要正好相符。

母乳中营养素的存在形式也与宝宝消化系统发育不全的特点相适宜，能使宝宝更好、更快地消化吸收。母乳蛋白质中，乳蛋白和酪蛋白的比例，最适合新生宝宝的需要，能保证氨基酸完全代谢，体内不会积累过多的苯丙氨酸和酪氨酸。因此，在宝宝六个月之前，应该尽可能地坚持纯母乳喂养。

2. 配方奶粉

由于各种原因不能进行母乳喂养的妈妈只能选择配方奶粉来喂养宝宝，母乳喂养的妈妈在宝宝六个月之后，也可根据具体情况适当加入优质的配方奶粉给宝宝食用。配方奶粉是将牛奶经过人工特殊处理，使之尽量接近母乳成分，对婴幼儿起营养、饱腹作用的冲调饮品。由于现在市面上充斥着各种婴幼儿配方奶粉，所以如何挑选成为重中之重。

（1）挑企业和奶源。挑选配方奶粉时要看生产企业的历史传统和专业背景，那些历史悠久、远销世界的大品牌安全可靠性相对较高。另外，奶源是决定奶粉质量的关键，所以选择奶源产地也很重要。另外，要看生产企业是否有自己的牧场，可以在源头对奶源进行质量把控。

（2）了解奶粉的主要成分。了解奶粉的主要成分可以看配料表第一项。如果标注的是生牛乳，则说明该奶粉使用的是湿法工艺，即在新鲜牛奶中加入配方奶粉需要的营养成分，再在最短的时间内加工成奶粉，这种生产方式保证了奶粉营养成分的均衡，奶粉的速溶性也好。反之，如果标注的不是生牛乳，而是脱脂奶粉或全脂奶粉等，则说明产品采用的是干法工艺，即在大包奶粉中直接添加营养元素，奶粉的均匀性和速溶性较差。

（3）关注有无香精等添加剂。我国法律明令禁止在奶粉中添加香精，但是为了提升奶粉的口感，一些企业会在奶粉中添加食用香精之类的添加剂。这些成分很可能对宝宝的味觉、嗅觉发育产生影响。新妈妈在购买奶粉时，一定要注意看配料表中是否包含"香兰素"等物质，一般来说，带"香"字的名称都是与香精类似的物质。

3. 辅食

离乳是每个母乳妈妈的必经过程，辅食的添加则是离乳的第一步。世界卫生组织建议 4 个月以上的宝宝可以开始添加辅食。宝宝的辅食添加应该循序渐进，由少量到适量，由一种辅食到多种辅食，食物由稀到稠，由细到粗。给宝宝添加辅食，不仅是营养的需要，还是让他们逐渐适应固体食物，培养良好饮食习惯的第一步。主要添加方法可以参考以下步骤。

（1）4 个月开始，宝宝的食物以乳类为主，泥糊状食物为辅。添加辅食的任务是以乳品为主要食物，少量添加流质、半流质的食物，或者蔬菜汁、果蔬米粉等，以便让宝宝适应从流质食物向半流质食物的过渡，并从这些辅食中摄入足量的热能、蛋白质、铁，以及各种维生素和膳食纤维，满足宝宝在这个阶段的生长需要。

（2）添加方法可以从宝宝的晚餐开始，先给宝宝吃辅食，之后再喂乳品。4~6 个月的宝宝一天的餐数可以由 5 顿奶加 1 顿辅食构成，辅食可以放在晚餐。辅食可以是蛋黄、各种水果、胡萝卜、土豆、青豆、南瓜等容易消化的食物。由于婴幼儿肠胃特别娇嫩，因此蛋白、酸味重的水果等暂时不宜给宝宝食用，等到宝宝 1 岁之后，消化系统发育和生长到一定程度后才能让宝宝食用。

母乳、配方奶粉喂养注意事项

1. 第一次怎样正确给宝宝哺乳

（1）正确的哺乳姿势。哺乳姿势主要包括传统坐姿哺乳、侧卧姿哺乳，传统坐姿哺乳是在哺乳的时候，妈妈一手将宝宝抱在胸前，使宝宝的腹部与妈妈的腹部尽量相贴，脸贴近乳房呈45°，另一手将乳头送向宝宝口中，拇指和其余 4 指分别放在乳房上、下方，轻轻托起整个乳房喂哺，尽量不要用剪刀式夹乳房。用臂弯固定好宝宝的头背部，保持宝宝的头和脖子可以小范围活动，这样可以有效避免宝宝的鼻部被乳房压到而影响呼吸。侧卧姿哺乳是由于产后妈妈非常疲倦、虚弱，长时间抱着宝宝哺乳很累的情况下所采取的哺乳姿势。妈妈和宝宝均侧卧，宝宝的脸贴近妈妈的乳房。采用这种姿势哺乳时要特别注意宝宝的安全，有时妈妈很累，哺乳时不知不觉睡着了，宝宝很容易出现呛奶、窒息等意外。不管哪种姿势，只要宝宝能将乳头、乳晕大部分含在口中，妈妈能感觉宝宝在有力地吮吸，就说明哺乳成功。哺乳时应两侧乳房交替进行，以免引起两侧乳房不对称。

（2）正确的嘴乳衔接和分离方法。哺乳时，新妈妈应首先注意嘴乳衔接，可以先用乳头轻轻抚弄宝宝嘴唇，诱发宝宝的觅食反射行为，等宝宝小嘴完全张开、舌向下的一瞬间，让宝宝向妈妈乳房靠近，让宝宝能轻易找到乳头并吮吸。新妈妈注意，不要把自己的乳房硬塞进宝宝的嘴里，更不要把宝宝的头部按向乳房。其次应注意检查衔接姿势。当看到宝宝的嘴唇向外凸出就像鱼嘴一样，说明嘴乳衔接正确。如果看到宝宝的两面颊向口腔内回缩，就说明宝宝的衔接姿势不正确。一旦发现宝宝的衔乳方式不对，应该断开衔接，重新来过。另外，新妈妈还要检查宝宝有没有吮吸自己的下唇，妈妈牵拉下唇就能检查出宝宝是否在吮吸下唇和舌头。再次帮助宝宝顺利吸吮。待宝宝开始用力吮吸后，应将宝宝的嘴轻轻往外拉出约5毫米，目的是将乳腺管拉直，利于宝宝顺利哺乳。最后应注意嘴乳分离的方法。如果宝宝吸奶完毕仍不肯松开乳头，应该立即终止宝宝的吮吸，使嘴乳分离。唐突拉开会导致乳头损伤，具体方法是：用手指非常小心地插入宝宝的口角让少量空气进入，并迅速敏捷地把手指放入宝宝上、下牙槽突起的龈缘组织之间，直到宝宝松开乳头为止。

2. 母乳喂养如何判断宝宝是否吃饱了

母乳喂养有一个缺点，就是很难掌握宝宝究竟吃了多少量，所以有时稍不留意，宝宝就会吃多了或者吃少了。新手妈妈缺乏经验，宝宝又不会说话，总担心宝宝没有吃饱，一听见宝宝哭就以为是饿了，宝宝吃多一点又担心宝宝会撑坏了。宝宝吃没吃饱，其实是有信号的，新妈妈应该细心判断。

（1）宝宝吃饱的3个信号。第一，出现满足感。如果妈妈母乳充足，宝宝吮吸10~30分钟就会放开乳头。吃饱后宝宝会有一种满足感，有的宝宝会对着妈妈笑，或者不哭了，咿咿呀呀地发声，自得其乐，当别人逗他时，他便咧着嘴乐。有的宝宝吃完奶后会马上安静入睡，并且2~3个小时不醒，醒后也会表现出精神愉快，这说明宝宝已经吃饱了。第二，大小便次数正常。宝宝的大小便次数和性状也反映出宝宝的饥饱情况。宝宝出生后的前2天，应每天至少排尿1~2次，从出生后第3天开始，每24小时排尿达6~12次，排软黄便1~2次，这样就说明宝宝基本上吃饱了。如果排尿或排便次数过少，就说明吃得不够。第三，体重有规律增长。最初3个月内，宝宝的体重增长非常迅速，每周增加200~300克或更多；之后的3个月，每周增加100~200克；半年后，平均每周增加50~80克。如果宝宝在刚出生的 3 个月内，每月体重增长少于 500 克，说明妈妈奶量可能不够或喂养不当，宝宝没有吃饱。

（2）宝宝没有吃饱的 3 个信号。第一，放下就醒。如果母乳不足，宝宝在吸奶时表现出很费力气，不久就不愿再吸而睡着了，但睡不到 1～2 个小时又醒来哭闹，这往往提示妈妈的乳汁不足或乳头凹陷，宝宝没有吃饱，应适当增加奶量。第二，吃奶过程中大哭。宝宝在吮吸的时候吸不出来会放声大哭，然后再用力去吸，吸了一会儿吸不出来又会哭，哭了又想再吃，始终舍不得放开乳头，说明宝宝没有吃饱。第三，听不到吞咽声。宝宝在吃奶的时候，会发出有节律的吮吸声，平均每吮吸 2～3 次可听得到咕咚下咽的声音。如果宝宝只是吮吸而不发出吞咽的声音，或者吮吸多口才吞咽一次，说明妈妈的乳汁不是很多，宝宝很有可能吃不饱。

3. 夜间哺乳需要注意的问题

夜间喂奶是每个新妈妈必然要经历的事情，宝宝在夜间对于母乳的需求在其一天所需营养中占有相当的比重，即使是 10 个月大的宝宝，也有 25% 的母乳是在夜间进食的。在晚上，妈妈体内泌乳素的产生量是白天的 50 倍。所以，对于很多新妈妈来说，夜间喂养宝宝是件辛苦而又非常必要的事情。在半梦半醒之间给宝宝喂奶很容易发生意外，所以作为新妈妈要特别注意以下几个问题。

（1）不要让宝宝含着乳头睡觉。有些妈妈为了避免宝宝哭闹影响自己的休息，就让宝宝含着乳头睡觉，或者一听见宝宝哭就立即把乳头塞到宝宝的嘴里，这样既影响宝宝的睡眠，又不能让宝宝养成良好的吃奶习惯，而且也不利于其对营养的消化吸收。妈妈睡熟后，还有可能不慎将乳房压住宝宝的鼻孔，造成宝宝窒息甚至死亡，而且宝宝整夜含着乳头还容易造成妈妈乳头皲裂。

（2）保持坐姿喂奶。为了培养宝宝良好的吃奶习惯，避免发生意外，在夜间给宝宝喂奶时，也最好能像白天那样坐起来抱着宝宝喂奶。

（3）动作要轻柔。夜间起来喂宝宝，灯光要暗，动作要轻柔，尽量不要刺激宝宝，安静地给他换尿布、喂奶，然后放他上床睡觉。这样既能保证新妈妈和宝宝充足的睡眠，也能逐渐改变宝宝夜间吃奶的习惯。

（4）谨防宝宝着凉。夜间给宝宝喂奶，宝宝很容易着凉感冒，很多妈妈都担心这个问题。因此在给宝宝喂奶前，记得把窗户关好，并用条较厚的毛毯把宝宝裹好。喂奶时注意把宝宝四肢裹严。

（5）延长喂奶间隔时间。如果宝宝在夜间熟睡不醒，就要尽量少惊动他，把喂奶的间隔时间延长一下。一般说来，新生宝宝一夜喂 2 次就可以基本满足宝宝的需求了。

（6）逐渐调整夜间喂奶次数。宝宝吃奶频率会形成习惯，而且这种习惯很难改。所以，妈妈早期就要逐渐使宝宝戒掉夜间吃奶的习惯。3 个月大的宝宝一般可以从半夜 12 点一觉睡至次日清晨 5 点。此时妈妈可在白天多喂宝宝几餐来帮助建立此模式，假如宝宝白天小睡超过 3 小时，就要唤醒他喂奶，建立起睡眠规律。

4. 新妈妈如何正确挤奶

挤奶也是母乳喂养过程中很重要的一个环节。当宝宝刚出生，吮吸力不强时；当宝宝食量较小，吃不完时；当新妈妈乳房太胀，影响宝宝吮吸时；当新妈妈乳头疼痛，暂时不能喂奶时；当妈妈上班，不能亲自哺乳时，都需要妈妈先将乳汁挤出来，给宝宝备好口粮。很多初为人母的妈妈可能不知道如何正确挤奶。一般来说，挤奶的方法有手工挤奶、热瓶挤奶、吸奶器挤奶三种，妈妈可以根据相应的环境条件选择合适的挤奶方法。

（1）手工挤奶。洗干净手，用干净纱布清洁乳头，放松身心，轻柔地按摩乳房，或在乳房上敷一条温热的毛巾，有助于乳腺管内乳汁流出。将拇指、食指及中指放在乳头后方 2.5 ~ 4 厘米处，大拇指放在乳晕上侧，其余 4 指在下侧，拇指和食指相对，整体呈 "C" 状托住乳房。轻轻地往胸腔侧按压，然后用拇指和食指挤压乳房，放松—挤压—放松，形成一个稳定、规律的一挤一放的动作节奏。挤压时注意不要太用力，以免阻塞乳腺管，不要挤压乳头，因为挤压或拉乳头就像宝宝只吮吸乳头一般，并不会促使乳汁流出。挤奶姿势正确的话，乳房就不会有疼痛感，如果感到痛，表示动作有误，需要重新调整大拇指与食指的位置。每次挤奶时，一侧乳房至少挤 3 ~ 5 分钟，直到乳汁流量缓慢，然后再挤另一侧，如此反复数次，直到乳房基本排空。产后前几天，奶水流出较缓慢，新妈妈通常需要 20 ~ 30 分钟才能把乳汁充分挤出来。

（2）热瓶挤奶。对于一些乳房肿胀疼痛严重的妈妈来说，由于乳头紧绷，用手挤奶很困难，可采用热瓶挤奶法。这个方法的原理与中医拔罐比较相像，但目前此方法不常用。取一个容量较大的广口瓶，用开水将瓶装满，数分钟后倒掉开水。然后用毛巾包住瓶子拿起，将瓶口在冷水中冷却一下。将瓶口套在乳头上，不要漏气。瓶内形成负压，乳头被吸进瓶内，会慢慢地将奶吸进瓶中。待乳汁停止流出，轻轻压迫瓶子周围的皮肤，瓶子就可取下了。

（3）吸奶器挤奶。新妈妈最好先学会手工挤奶，掌握了规律的挤奶节奏后，才能更快地使用吸奶器挤奶。吸奶器分为手动吸奶器和电动吸奶器。手动吸奶器可以通过挤压吸奶器后半部的橡皮球，使吸奶器呈负压，将吸奶器的广口罩放在乳头周围的皮肤上，不让其漏气，放松橡皮球，乳汁会慢慢地流入吸奶器容器内。待没有压力时，再重复挤压橡皮球即可。电动吸奶器的操作比较简单，新妈妈只要按照说明书上的步骤严格操作就可以了。

用吸奶器挤奶，在每次使用前都要将吸奶器消毒。使用吸奶器挤奶前，先做乳房按摩有助于挤奶，新妈妈可以采用小圆圈旋转的方法，从乳房的外围向乳头方向按摩，然后用拇指及食指轻轻地揉乳头。

5. 母乳的存放和使用

挤出来的乳汁要如何存放和使用呢？怎样做可以最大限度地保留母乳的营养价值，在保证宝宝口粮安全的同时，尽可能地避免浪费呢？这些都是新妈妈要学会的重要技能。

（1）用什么盛母乳。挤出来的母乳最好用适宜冷冻的、密封性良好的塑料制品盛放，如母乳储存袋，也可以储存在密封的玻璃容器内。尽量不要用金属的容器盛放，因为母乳中的活性因子会附着在金属上，降低母乳的营养价值。盛母乳的容器必须要清洗和消毒，可以先用清水涮洗，再用82℃以上的热水洗一遍，最后用清水冲洗干净，这样才能起到消毒作用。

（2）盛多少母乳。乳汁最好能分装，定量储存，一般以90~120毫升作为一份的量，具体的可以依据宝宝一次的奶量来定。另外，可以再储存一些30~60毫升的母乳，当宝宝还想多吃一点时可以用到。盛母乳的容器不要装满，在上端留些空间，因为乳汁遇冷会膨胀。另外，一定要记得给每个母乳储存容器上注明挤奶的日期，日期最早的放在最前面，并写上当天是否有吃过什么不适宜的东西，如药物等。

（3）母乳能存多久。母乳储存多久与环境温度有直接关系。简单说，储存温度越低，储存时间越长。一般常温，即18~25℃储存时长为3~4小时；冰箱冷藏室，即0~4℃储存时长最多3天；冰箱冷冻室，即零下18℃左右储存时长最多6个月。注意将母乳存放在冰箱的深处，不要放在冰箱门边或者是冷冻室的抽屉口。

（4）母乳怎么加热。母乳加热的原则是：急冻缓化。冷冻的母乳首先应该使其自然解冻，然后再使用42℃左右的水隔瓶加热。对于没有及时自然解冻的母乳，可以选择用42℃左右的流水来给母乳加温。已经加热的母乳应该在 1 个小时内使用。已经加热或者是解冻过的母乳，不能再次冷冻保存，否则容易滋生细菌，可在冷藏室中最多放置 24 小时，当天吃完。母乳千万不能使用微波炉加热，更不要把冷冻的母乳放在火炉上加热，因为快速加热会破坏母乳中营养成分之一——免疫球蛋白。

6. 母乳不足时混合喂养是最好的方式

当新妈妈乳汁分泌不足，用各种促进乳汁分泌的方法也难以奏效时，混合喂养是最好的方式。混合喂养是指给宝宝既吃母乳又吃其他代乳食品（如牛奶、奶粉），来维持其正常生长发育的一种喂养方法。混合喂养，可以每次先给宝宝喂母乳，如若不足再喂其他代乳食品，也可以在某一顿完全用母乳喂养，下一顿完全用代乳食品喂养。比如说，早晨 8 点吃母乳，到 11 点喂牛奶，下一餐再喂母乳。具体来说，混合喂养需要注意以下几个方面。

（1）继续吮吸母乳。混合喂养，对刚出生的宝宝来说，确实不如纯母乳喂养有优势，所以只有宝宝出生后体重比刚出生时体重下降幅度大于 10% 时，才可考虑混合喂养。即使混合喂养，也要继续让宝宝吮吸母乳，而且要注意母乳喂养的时间安排，前后两次母乳喂养的时间间隔不宜过长。适当的时间间隔后，让宝宝及时吮吸母乳，这样才能够刺激母乳的分泌。

（2）夜间尽量采用母乳喂养。刚出生的宝宝食量比较小，喝奶的次数会比较多，特别是晚上，宝宝也会哭闹着要喝奶。夜间喂奶最好让宝宝喝母乳，因为夜间妈妈得到充分的休息，母乳的分泌量会更多一些。

（3）配方奶粉冲调量要适合。给宝宝喂配方奶粉要定时定量，这样更科学。给宝宝冲调配方奶粉时，奶粉的量要适当，如果宝宝喝不完，一段时间后奶粉的质量会受到影响，造成浪费。配方奶粉的冲调温度在 36℃ 左右即可。

（4）不轻易更换奶粉。不同品牌或者不同型号的奶粉，口感上还是有比较大的差别。宝宝在饮食方面是比较挑剔的，当宝宝喝惯某种类型的奶粉，突然更换另一种奶粉时，宝宝可能会出现厌食、腹泻、过敏等情况。因此，不要轻易给宝宝更换配方奶粉，即使更换的话也要遵循基本原则：减少一小匙原配方奶粉，用同样一小匙的新配方奶粉替换，如果宝宝没有出现不良反应再更改第二小匙，这样少量、持续替换，直至配方奶粉完全更换为止。如果一直给宝宝食用同一种配方奶粉，则随着宝宝的月份增长，选择同种类型的相应阶段奶粉即可。

（5）防止过度喂养。混合喂养时要避免过度喂养。纯母乳喂养的宝宝发生过度喂养的概率相对较低，因为纯母乳喂养的"吸奶"对于宝宝来说是一个费劲的过程，宝宝要费些力气才能保持进食母乳的速度适中，当宝宝感觉到饱了，自然就不吃了。而混合喂养，在相当程度上取决于喂养人对宝宝摄入量的判断。宝宝用奶瓶吸奶几乎不需要费劲，往往进食速度较快，还没有感觉到饱，可能实际上已经吃撑了，久而久之容易出现过度喂养。另外，随意增加配方奶的浓度，也会导致过度喂养。较长时间的过度喂养会造成宝宝肥胖，脂肪堆积，增加宝宝心、肝、肾的负担。因此对于混合喂养的宝宝，新妈妈不要"按需"喂养，应当掌握宝宝一天配方奶粉的需要量"定时定量"喂养。限定量和次数喂养。

7. 给宝宝挑选合适的奶瓶

对于混合喂养的宝宝来说，除了喝母乳之外，还需要喝配方奶粉，这个时候必须用到的就是奶瓶了。市面上的奶瓶多种多样，让人一时间不知道如何选择，新妈妈要学会给宝宝挑选合适的奶瓶，走出混合喂养的第一步。

（1）选择奶瓶材质。一般来说，市面上的奶瓶材质大体上可以分为玻璃材质和塑料材质两种，两种材质都有各自的优点和缺点。玻璃材质的奶瓶优点是安全，耐高温，不易变形，刻度不易磨损，内壁光滑容易清洗；缺点是瓶身比较重，不容易携带，容易摔碎。塑料材质的奶瓶优点是材质较轻便，容易携带，不易摔碎；缺点是耐热性一般，更易变形，刻度易磨损，不好掌握哺乳量，容易留有奶垢，清洗起来不方便。由此可见，玻璃材质的奶瓶除了不易携带、易碎外，其他性能都优于塑料奶瓶。因此，宝宝还小的时候，新妈妈在家喂养宝宝最好选择玻璃材质的奶瓶；当宝宝自己能捧着奶瓶喝奶时或者外出时，再使用塑料材质的奶瓶。

（2）确定奶瓶容量。市面上比较常见的奶瓶容量有 120 毫升、150 毫升、200 毫升和 240 毫升四种规格，可以根据宝宝的食量和用途来挑选。容量小的奶瓶适合小月龄的宝宝，或是用来喝水或果汁，容量大的奶瓶适合大宝宝，也可以用于装辅食。通常情况下，120～150 毫升和 240 毫升的奶瓶是使用率最高的。

一般说来，未满 1 个月的宝宝其哺乳量 1 次为 100～120 毫升，有些妈妈出于经济考虑，直接买 240 毫升的奶瓶使用，这样并不好。因为一开始就用大容量的奶瓶给宝宝喂奶，总是会觉得宝宝吃得少，不知不觉就会多喂了。而且，一般奶瓶 4～6 个月就需要淘汰更新，没有必要给小月龄宝宝用大奶瓶。所以，0～1 个月的宝宝选择 120 毫升的奶瓶比较合适。

（3）选择奶嘴材质。奶嘴的材质一般有乳胶和硅胶两种。乳胶是天然橡胶，富有弹性，很柔软，宝宝吮吸起来的口感更接近于妈妈的乳头，缺点是奶嘴边缘软，旋紧的时候容易脱位，导致渗漏，而且有橡胶特有的气味，有些宝宝可能不喜欢。硅胶是合成橡胶，比乳胶硬，但不易老化，比较抗热、抗腐蚀，无异味，虽然没有渗漏的问题，但有的宝宝吮吸时可能会产生排异感。新妈妈可以根据需求自行选择。

（4）确定奶嘴孔型。宝宝的吮吸力和吮吸方式各有不同，不同形状的奶嘴孔，奶液的流速也会不同，适合不同的宝宝。一般来说，奶嘴孔型有圆孔型、十字型、Y字型。圆孔型是最常见的类型，圆孔型的奶嘴，乳汁会自动流出，宝宝吮吸起来不费力，适合无法很好地控制乳汁流出量的宝宝使用。孔型大小一般分为S、M、L三种。S号小圆孔适合尚不能控制奶量的新生宝宝使用；M号中圆孔适合2~3个月的宝宝，或者用S号吸奶费时太长的宝宝使用，用M号的奶嘴孔吸奶和吸妈妈乳房所吸出的奶量及所做的吮吸运动的次数非常接近；L号大圆孔则更适合宝宝用来喝米糊等辅食。十字型可以根据宝宝的吮吸力来控制乳汁的流量，不容易漏奶，孔型偏大，适合各个年龄段的宝宝用来喝果汁、米粉或其他粗颗粒饮品。Y字型乳汁流量稳定，能避免奶嘴凹陷，就算宝宝用力吮吸，吸孔也不会裂大。孔型较大，适合可以自己控制吸奶量，边喝边玩的宝宝使用。

（5）多看一看、闻一闻。选购奶瓶时，要多看一看、闻一闻。首先仔细观察奶瓶的透明度。无论是玻璃还是塑料材质的奶瓶，优质的奶瓶透明度很好，能清晰地看到瓶内奶的容量和状态，瓶上的刻度也十分清晰、标准。瓶身最好不要有太多的图案和色彩。其次测试一下奶瓶的硬度。优质的奶瓶硬度高，不容易变形，太软的奶瓶在高温消毒或加入开水时会发生变形，还可能会出现有毒物质渗出。用手捏一捏就可以判断出奶瓶的硬度。此外，要闻一闻奶瓶的气味。劣质的奶瓶，打开后闻起来会有一股难闻的异味，而合格的优质奶瓶没有任何异味。

8. 让宝宝顺利接受奶瓶喂养

混合喂养或者纯人工喂养的宝宝必须接受奶瓶，顺利地过渡到奶瓶喂养。有些宝宝排斥奶瓶，不愿吸奶嘴，这是很常见的问题。大多数接受过母乳喂养的宝宝都不喜欢吸奶嘴。如何让宝宝顺利接受奶瓶呢？新妈妈不要太心急，要有耐心，让宝宝接受奶瓶需要一个过程，要给宝宝足够的时间来适应。

（1）不强迫喂奶。开始给宝宝用奶瓶喂奶，宝宝往往会哭闹，不喝奶。这个时候不要强迫宝宝，不要把奶嘴硬往宝宝嘴里塞，这样会让他更加厌恶奶嘴和奶瓶。观察宝宝是不喜欢奶嘴还是不喜欢奶粉的味道，试着挤出母乳在奶瓶里喂给宝宝喝，如果他接受了，可能是他不喜欢奶粉的味道，可以换一个接近母乳味道的牌子试试。如果是单纯的不适应奶瓶，妈妈可以缓一缓，循序渐进地让宝宝适应奶瓶，先用奶瓶逗逗宝宝，然后喂他吃几口，使他熟悉奶瓶，反复多次给宝宝吮吸，宝宝会慢慢适应。

（2）尽早接触奶瓶。做不到纯母乳喂养宝宝的话，应尽早让宝宝接触奶瓶，最好在宝宝出生快到 1 个月的时候开始接触、适应。宝宝出生二十多天以后，已经习惯了在固定的时间吃奶，而且此时妈妈的乳汁量也已经稳定了，宝宝和妈妈之间开始彼此了解，但是宝宝对妈妈的乳头还没有特别深刻的记忆，此时开始接触奶瓶，宝宝更容易适应。如果介入时间太晚，到了 3 个月时，宝宝已经能清楚分辨妈妈的乳头和人造奶嘴了，这时宝宝接受奶瓶就会困难一些。

（3）选择仿乳房的奶嘴。虽然再好的奶嘴和直接吸母乳的感觉仍会不一样，但可以选择与妈妈乳房、乳头形状和大小接近一点的奶嘴。很多宝宝觉得奶嘴和妈妈的乳房不一样，才会排斥奶瓶。所以，奶瓶最好选择宽口的，宽口奶瓶的奶嘴吮吸起来更像妈妈的乳房。如果宝宝不习惯用橡皮奶嘴，可以将奶嘴用温水泡一下，或用母乳泡一下再喂。

（4）在饥饿时喂奶。用奶瓶给宝宝喂奶，可以选在宝宝饥饿的时候，这时候宝宝比较容易接受奶瓶。一般下午 4~6 点之间最好，因为这段时间妈妈的乳汁分泌得最少，宝宝肯定吃不饱。有时需要在妈妈不在的时候给宝宝喂奶，有些宝宝只要听见妈妈的声音，就坚决不用奶瓶吃奶，这个时候妈妈可以试着离开房间，由他人代替妈妈喂奶。

不同阶段婴幼儿辅食推荐

1.4~6个月宝宝辅食推荐

这个时期的宝宝大部分还没有长牙，乳牙即将萌出，喜欢吞咽食物，因此辅食以米粉、蔬菜泥、水果汁或泥等泥糊状食物为主。此时不必要求宝宝能吃多少，主要以尝试吃为主要目的，添加量从1~2勺开始，根据宝宝适应性逐步增加。

（1）牛奶香蕉糊。香蕉20克，牛奶30克，玉米面5克，白糖适量。牛奶倒入锅中，加入玉米面、白糖和适量水，边煮边搅拌均匀。玉米面快熟时处理香蕉，把香蕉去皮，用勺子碾碎。玉米面熟后加入香蕉，搅拌成糊状，待温热时喂给宝宝即可。牛奶香蕉糊含有丰富的蛋白质、碳水化合物、钙、钾、磷、铁、锌、维生素C等多种营养元素，且易于宝宝消化吸收，常食有利于大脑发育和骨骼生长。

（2）鱼菜米糊。米粉（或乳儿糕）、鱼肉、青菜各15~25克，盐少许。米粉加适量清水泡软，搅为糊状，倒入锅中武火煮沸约8分钟。在此过程中，将青菜、鱼肉洗净，分别剁成泥状放入锅中，煮至米糊熟透即可。鱼菜米糊营养搭配合理，而且鱼肉肉质鲜嫩，蛋白质、肌纤维容易消化，所以非常适合婴幼儿食用。

（3）牛奶蛋黄粥。大米10克，牛奶50克，蛋黄1个。大米淘洗干净，放入锅中，加适量水武火（大火）煮沸，转文火（小火）煮30分钟。蛋黄碾碎，和牛奶一起加入其中，继续煮沸，关火晾至温热即可。牛奶蛋黄粥富含蛋白质、钙和卵磷脂，对婴幼儿生长和大脑发育很有好处。

2.7~9个月宝宝辅食推荐

这个时期的宝宝胃蛋白酶开始发挥作用，可以接受肉类食物，但是这并不表示宝宝的消化功能已经完善，所以添加的肉类以比较容易消化的鱼肉、虾肉、动物肝为主。除此之外，要逐渐改变食物的质感和颗粒大小，逐渐从泥糊状食物向固体食物过渡，开始锻炼宝宝的咀嚼能力，让辅食取代一顿奶，成为独立的一餐。不过需要注意的是，在宝宝1岁以内，营养摄入的主要来源仍然是奶类，辅食不宜喂得过多。

（1）鸡蛋羹。鸡蛋1枚，白开水200克。鸡蛋磕入干净的碗中，用筷子挑碎蛋黄，加盐，顺时针搅打1分钟，加白开水继续搅打均匀，放入沸水锅中隔水蒸熟。蒸好的鸡蛋羹晾至温热喂给宝宝，不仅软滑适度，入口即化，而且1个鸡蛋所含的营养完全能够帮助宝宝补充身体所需的营养元素。

（2）番茄猪肝泥。新鲜猪肝20克，番茄1个。番茄洗净，放入开水中焯一下，捞出去皮，捣烂成泥。新鲜猪肝洗净，去掉筋膜，切碎成泥。将番茄泥与猪肝泥混合均匀，放入沸水锅中隔水蒸5分钟左右取出，再捣碎一些喂给宝宝即可。猪肝含有丰富的钙、铁、锌等微量元素，与番茄一起吃可以有效帮助宝宝补充营养，改善食欲，并防止宝宝贫血。

（3）水果豆腐。豆腐25克，苹果、橘子各半个。豆腐放入沸水中焯一下，捞出放在碗中用勺子碾碎。苹果洗净、去核、切碎，橘子去皮、去核、切小块，倒入豆腐中搅拌均匀。水果豆腐可以帮助宝宝补充维生素，还能保护肝脏，促进人体代谢，提升宝宝免疫力。

（4）什锦猪肉菜末。猪肉15克，番茄、胡萝卜、洋葱、柿子椒各50克，肉汤适量。将猪肉、番茄、胡萝卜、洋葱、柿子椒分别洗净，切成碎末。除番茄末外，其他食材一同放入锅中，加肉汤煮熟，加番茄末略煮即可。肉和蔬菜搭配营养更全面，如果其中有宝宝不爱吃的蔬菜，可以用宝宝喜欢吃的蔬菜替代。

3. 10～12个月宝宝辅食推荐

这个时期的宝宝进入换奶晚期，因此宝宝的饮食由乳类为主逐渐过渡到乳类提供一半、其他辅食提供一半的饮食结构。饮食规律为3次主食、1次点心、2顿奶，并确保每日饮奶量不低于600毫升。此外，这个时期的宝宝已经长了几颗牙，开始用牙床咀嚼食物，此阶段的辅食不仅要满足宝宝的营养需求，还要锻炼宝宝的咀嚼能力，以促进咀嚼肌的发育、牙齿的萌出和颌骨的正常发育与塑形等。因此单吃泥糊状、软烂的食物虽然能满足宝宝的营养需求，但是却无法达到其他要求，所以此时的辅食要增加食物的硬度。即从糊类、粥类转为较软的饭类；从烂面条转为较软的馒头片、包子、饺子；从菜末、肉末转为碎菜、碎肉。需要注意的是，不能一次性提升太多硬度，因为宝宝此时牙齿还没有完全长出，过硬不容易嚼烂，容易发生危险。

（1）肉松饭卷。猪肉松、软米饭各适量。肉松铺成长方形，压实，再铺上一层软米饭，小心卷起成饭卷。需要注意的是，由于是给宝宝吃的，不宜卷太大。肉松饭卷既符合这个时期宝宝的饮食特点，还能为宝宝提供优质的蛋白质、矿物质等营养元素。

（2）鱼泥饼。鱼泥100克，面粉、葱末、香菜末、油各适量。鱼泥、面粉、葱末、香菜末放入盆中，加适量水搅拌成糊状。锅中倒入适量油烧至6成热，用大勺舀糊放入锅中，并摊成小饼。一面熟后翻另一面继续煎至熟，盛出切小块即可。鱼肉中含有优质蛋白质、不饱和脂肪酸等营养元素，有利于宝宝大脑发育。

（3）玲珑馒头。面粉400克，牛奶适量，发粉少许。面粉放入盆中，加牛奶、发粉揉成面团，放入冰箱15分钟取出。将面团均匀分成小面团，揉成小馒头，上笼屉蒸熟即可。馒头有利于消化，能为宝宝提供能量，锻炼咀嚼能力。

（4）鲜肉馄饨。猪瘦肉100克，馄饨皮20张，鸡蛋1个，葱末、紫菜、肉汤、虾皮各适量。猪瘦肉洗净，切末。紫菜洗净，撕碎。鸡蛋打成蛋液，加入肉末、葱末搅打成肉馅。肉馅分成 20 等份，包入馄饨皮内，成 20 个馄饨生坯。锅中倒入适量水，加肉汤煮沸，放入馄饨生坯，中火煮至沸腾，转文火，撒上紫菜、虾皮，继续煮 2 分钟左右即可。给宝宝的鲜肉馄饨尽量包得小一些，并且煮得熟烂一些，既有利于宝宝消化，还能帮助宝宝补充蛋白质、脂肪、碳水化合物，为肌肉增添力量。

在 12 个月之后，宝宝可以以正常饮食为主，奶为辅，甚至断奶了。不过饮食要注意由软烂、到软硬适中、到稍微硬一些等循序渐进。

宝宝 1 岁前应远离的食物

1. 蜂蜜

宝宝的肠胃功能还未发育完全，食用蜂蜜后容易导致腹泻。此外，蜂蜜容易感染产生毒素的肉毒杆菌，还可能存有其他蜜蜂在采蜜过程中残留的污染物和毒素，这些对于宝宝脆弱的肠胃来说都是一种安全隐患。所以宝宝 1 岁之前要尽量避免给其食用蜂蜜。

2. 矿泉水、纯净水、功能饮料、刺激性饮料及鲜奶

婴幼儿的消化系统还未发育完全，矿泉水中矿物质含量过高，容易造成渗透压增高，增加肾脏负担；纯净水在净化过程中会使用一些工业原料，宝宝饮用容易对肝功能产生不良影响；功能饮料中大都富含电解质，可以适当补充人体在出汗时丢失的钠、钾等营养元素，不过婴幼儿代谢和排泄功能还不健全，过多的电解质容易导致婴幼儿肝、肾、心脏负担过重，加大患高血压、心律不齐的风险；刺激性饮料包括可乐、咖啡、浓茶等，大多含有较多的糖分或咖啡因，容易引起蛀牙并影响宝宝的味觉，还容易使宝宝兴奋、不安，甚至影响宝宝的生物钟；鲜奶富含营养，但是鲜奶中的酪蛋白质分子结构较大，不易分解，不易被 1 岁以内的宝宝吸收，

而且宝宝的肠道内如果没有足够的乳糖酶分解乳糖，还会造成肠道刺激，影响排便功能。

3. 糖、甜品

宝宝们对甜食难以抗拒，蛋糕、糖果等很容易引起宝宝的兴趣。但是糖分摄入过多对宝宝的口腔不利，还会降低他们的食欲，影响营养吸收，容易导致宝宝免疫力降低，影响宝宝健康。

4. 动物脂肪

妈妈们在给宝宝添加辅食时，如果用肉类，一定要去除肉类的脂肪。因为肥肉等脂肪不容易被宝宝消化吸收，而且容易产生饱腹感，影响宝宝进食量，并导致体内钙流失。此外，宝宝食用动物脂肪还会增加肥胖症的风险。

5. 桃仁、李仁、杏仁、花生酱

婴幼儿一定要远离桃仁、李仁、杏仁和花生酱等易过敏的食物。桃仁、李仁、杏仁等食物中含有一种叫作氰苷的化合物，特别是在杏仁中含量很高。这种氰苷摄入人体后，可分解为一种叫作氰氢酸的剧毒化合物，损害人体的呼吸中枢和血管运动中枢，轻则头痛、头晕、恶心、呕吐等，重则出现呼吸困难、全身痉挛，甚至是呼吸麻痹、心跳停止而致死，所以一定不要给婴幼儿食用这种食物。此外，花生酱中的花生油酸进入人体后容易合成前列腺素，是一种天然发炎性物质，容易引起过敏而有发炎反应，所以也不宜让婴幼儿食用。

6. 海鲜、含汞量较高的鱼类

螃蟹、虾等带壳类海鲜容易引发婴幼儿过敏，不要给 1 岁以内的宝宝食用。鱼类是非常好的婴幼儿辅食食材，肉质绵软容易消化，且富含优质蛋白质、DHA 等营养元素，对宝宝身体有利。但是适合 1 岁以内宝宝食用的鱼类多为大小适中的淡水鱼类，体型较大的鱼或海鱼尽量不要选用，如剑鱼、罗非鱼、鲶鱼、吞拿鱼等均不宜选择。

7. 蛋白

在宝宝尚未发育完全的肠胃中，肠道内壁的组织膈膜比较通透，蛋白中的分子型较小，容易透过组织膈膜直接穿过肠壁进入到血液里，引发湿疹。所以可以给宝宝吃蛋黄，不宜吃蛋白。鸡蛋羹可以食用，但是食用量不宜过多，也不宜食用过于频繁。

8. 调味类

番茄酱、辣椒酱、芥末、味精、沙茶酱或者含糖、含盐量等口味较重的调味料均不宜给宝宝食用。盐可以稍微放一点，有一点点味道即可，不可过多，否则对宝宝也没有益处。

9. 汤圆等糯米食品

汤圆等糯米食品黏性较大，可能会粘在宝宝的食道上，从而阻塞呼吸道，所以不要给宝宝食用糯米食品。对于汤圆中的馅料，如花生等，宝宝的吞咽反射尚未发育完善，消化功能也较弱，影响营养物质的吸收。因此，婴幼儿不适合吃汤圆，有呼吸道疾病的孩子就更应少吃了。

━ 第二节　儿童，培养良好的饮食习惯为健康成长奠定基础

3～12岁属于孩子的儿童时期，这一时期是身体发育的关键时期，家长应帮助孩子养成良好的饮食习惯，为孩子的饮食健康与卫生严格把关，并多给孩子吃一些益智的食品，让孩子脑子聪明身体棒，为其成长奠定好基础。

帮助孩子养成良好的饮食习惯

偏食、挑食、把零食当正餐、一边吃一边玩、饮食不规律等是孩子比较常见的不良饮食习惯。作为家长，要帮助孩子纠正这些不良饮食习惯，才能让孩子更好地吃饭，均衡营养。

1. 正确地诱导

很多家长生怕孩子吃不饱、吃得不营养，强迫孩子吃一些孩子不爱吃的菜，但是这样做往往会造成孩子的逆反心理，让孩子更不喜欢吃这种菜。所以在准备餐饮时，一定要做到至少有一道营养搭配合理的菜是孩子爱吃的，同时也要给孩子积极暗示或正确的激励。比如对于孩子不爱吃或者不太吃的菜表现出极大的兴趣，边吃边说："这菜真好吃，我们都好喜欢啊！"因为孩子一般对积极的暗示会有反应，并主动模仿；对不喜欢吃青菜的孩子说："听说常吃青菜的孩子可以长得更高呢，你看，爸爸这么高就是因为小时候吃了很多青菜！"以此来激励孩子多吃蔬菜。

2. 变着花样地做菜

做菜的方法多种多样，如果孩子不喜欢吃煮的，可以变成炒的，不喜欢吃炒的，可以试试焖的，总能找到孩子喜欢，又尽量健康的饮食方式。比如孩子不喜欢吃蘑菇、香菜等味道比较独特的蔬菜，可以剁碎，掺在饺子馅、丸子馅里等，看孩子是否可以接受。除此之外，也可以通过菜包肉、寿司、卷饼等各种各样的方式缓解孩子偏食、挑食等情况。

3. 限制孩子吃零食

大多数零食都属于高糖、高盐的食物，摄入过多这样的食物容易造成孩子血糖浓度升高，从而产生饱腹感，影响正常饮食。因此家长要控制孩子吃零食的时间和频率，尤其是饭前 2 小时之内不要给孩子吃零食。除此之外，家长可以尽力把正餐做得味道更可口，花样更多，减少孩子对零食的兴趣。

4. 营造良好的就餐氛围

全家围坐在餐桌旁，一起轻松地聊天，营造其乐融融的就餐气氛，同时保持用餐环境舒适、卫生，帮助孩子将注意力集中在就餐这件事情上。除此之外，吃饭时不要开电视，以免分散孩子的注意力；收好孩子的玩具，以免孩子不时关注玩具，影响吃饭。

不同阶段儿童的饮食结构

1. 学龄前儿童（3～6岁）

对于学龄前儿童，奶类食物依然是这个阶段孩子的饮食基础，每天应尽量保证300～600毫升的奶量摄入。同时，因为膳食中奶类食物占比较大，富含铁的食物比较少，要注意避免孩子因为缺铁引起缺铁性贫血，所以适当加入动物肝脏、动物血、瘦肉等含铁量较高的食材也是十分有必要的。除此之外，由于学龄前儿童胃容量小，肝脏中糖原存储量少，又活泼好动，所以非常容易饥饿，因此此阶段家长要给孩子准备好"零食"。一般来说，适合这一阶段儿童的零食是乳制品、鸡蛋、蔬菜水果、坚果等比较健康的食物。而且此时饮食要尽量保持食物的原汁原味，让孩子品尝、接纳各种食物的自然味道。

2. 学龄儿童（6～12岁）

这一阶段的孩子面临的主要问题是维生素A、B族维生素以及钙、铁、锌的缺乏，所以饮食也要相应添加富含这些营养元素的食物，让孩子的饮食变得更全面、均衡。在适当喝奶的基础上，可以每日给孩子添加1个鸡蛋及100～150克动物性食物，这样可以保证钙、铁、优质蛋白质、维生素A的摄入量。谷类食物每日摄入300～500克，可以为孩子补充能量和B族维生素。另外，适当增加瘦肉、牛肉、黄鱼、粗面粉、黄豆、苹果等含锌较高的食物的比例。

3～12岁儿童饮食禁忌

1.3岁以内的儿童不宜饮茶

茶叶中含有大量鞣酸，会干扰人体对食物中蛋白质、矿物质及钙、锌、铁的吸收，导致婴幼儿缺乏蛋白质和矿物质而影响其正常生长发育。而且茶叶中所含的咖啡因是一种很强的兴奋剂，可能诱发少儿多动症。所以，3岁以内的儿童不宜饮茶，也包括咖啡这些刺激性饮料。

2.4岁以内的儿童不宜吃巧克力

巧克力味道好，是很多儿童的"心头好"，但是巧克力属于高热量食品，营养成分比例也不适合儿童生长发育的需要，所以对于4岁以内的儿童来说，吃巧克力属于不适宜食品。即使是对于稍大一些的孩子来说，吃巧克力也要适量。

3.5岁以内的儿童不宜吃补品

5岁以内是宝宝发育的关键期，补品中一般含有激素或类激素物质，可引起骨骺提前闭合，缩短骨骺生长期，容易导致孩子个子矮小，长不高。而且激素会干扰生长系统，导致孩子性早熟。此外，年幼进补还会引起牙龈出血、口渴、便秘、血压升高、腹胀等症状，所以5岁以内不要给孩子吃补品，即使孩子体弱，也要通过正常的饮食去调理。

4.10岁以内的儿童不宜吃腌制品

腌制品，如咸鱼、咸肉、咸菜等含盐量太高，高盐饮食易诱发高血压。除此之外，高盐饮食中还含有大量的亚硝酸盐，它和黄曲霉素、苯并芘是世界上公认的三大致癌物质。研究表明：10岁以前开始吃腌制食品的孩子，成年后患癌的可能性比一般人高3倍。所以10岁以内的儿童不宜吃腌制品，即使孩子长大了，也要控制孩子，包括自己及家人对于腌制品等高盐食品的摄入量。

适宜儿童常吃的食品推荐

在众多食材中，有不少食品可以帮助孩子开发智力、提高免疫力，家长可以参照推荐，让孩子适当常吃。

1. 鱼类

鱼肉种含有球蛋白、白蛋白及大量不饱和脂肪酸，还有丰富的钙、磷、铁及维生素，适当地吃鱼肉可增强和改善儿童的记忆力。所以家长可以隔三差五给孩子做鱼汤、鱼粥等食用。不过需要注意的是，不要让孩子吃生鱼，并注意别让鱼刺卡到孩子的喉咙。

2. 核桃

核桃仁中含有 40% ~ 50% 的不饱和脂肪酸，而构成人脑细胞的物质中约有 60% 是不饱和脂肪酸。可以说，不饱和脂肪酸是大脑必不可少的营养物质，因此常吃核桃仁对儿童大脑的健康发育颇有益处。只是注意过犹不及，少量、常吃才是关键。

3. 大豆及豆制品

大豆中含有丰富的优质蛋白和不饱和脂肪酸，是脑细胞生长和修补的基本成分。而且大豆中还含有 1.64% 的卵磷脂、铁及维生素等众多营养元素，因此多吃大豆可以增强和改善儿童的记忆力。豆制品中含有丰富的蛋白质、钙、铁、磷、胡萝卜素、B 族维生素和低聚糖等，还有不少能够改善免疫力的物质，比如有抗病毒作用的皂苷，还有激活免疫系统的凝集素等，对消化不良、体质虚弱、营养不良的宝宝有很好的效果。一般来说，各种豆类、豆腐、豆腐皮、豆腐干、豆浆等食物都是很好的选择，但是要避免给孩子吃不健康的油炸类豆制品。

4. 糙米、薏米等五谷杂粮

糙米、薏米等全谷类五谷杂粮中含有碳水化合物、低聚糖、钙、磷、铁、多糖以及丰富的 B 族维生素和维生素 E 等营养元素，具有补充营养、增强免疫力等多重功效，适宜孩子食用。不过由于孩子消化能力较弱，所以可以掺在精细的主食中给宝宝食用，做到粗细搭配，既能丰富营养，又能锻炼孩子的消化能力。

5. 菌菇类食材

菌菇类食材，如香菇、蘑菇、木耳、银耳等含有丰富的 B 族维生素、多糖类化合物等，不但能增强免疫力，还可以促进肠道益生菌的生长，帮助孩子预防肠道疾病。

6. 黄、绿色蔬菜

黄、绿色蔬菜中含有大量的胡萝卜素，有些胡萝卜素可以在人体内转化为维生素 A，从而促进孩子免疫系统的发育。而且大部分黄、绿色蔬菜还含有丰富的膳食纤维和维生素等营养元素，可以预防便秘，保持肠道畅通，为孩子创造良好的吸收环境。

7. 鸡蛋

鸡蛋中含有较多的卵磷脂，经过吸收后释放出来的胆碱在体内可以合成乙酰胆碱，有助于宝宝脑部发育，提高儿童的记忆力，改善孩子的接受能力。因此，长期为孩子提供包含 1~2 个鸡蛋的营养早餐，不仅可以增强孩子的免疫力，而且还有健脑的功效，并使孩子在学习的过程中注意力集中、精力充沛。需要注意的是，1 天 2 个鸡蛋已经能够满足孩子对鸡蛋内营养的需求，多了反而不利于消化，造成营养浪费，所以即使鸡蛋有益，也不要给孩子吃更多鸡蛋了。

8. 动物肝肾

动物的肝脏和肾脏含有丰富的优质蛋白和糖脂质，还有大量的胆碱和铁元素，不仅能提升孩子的免疫力，其中所含的胆碱还能改善大脑的记忆力，充足的铁质也可以帮助红细胞更好地运输氧气，使孩子的思路更加敏捷灵活。

第三节 青少年，热量充足营养全面很重要

青少年时期是身体成长的关键时期，介于童年与成年之间，一般指13～19岁这一个阶段。这段时期，身体快速发育，学习任务繁重，用脑时间长，压力也大，所以如果营养跟不上，不仅会影响身高、脑力等，还会增加孩子的焦虑、烦躁等症状。因此，一定要注意补充营养。

青少年基础饮食要求

1. 饮食多样化

合理营养对青少年健康成长及学习有着重要的意义，按照营养学要求，饮食多样化是保证合理营养的基础。因此，青少年一天的饮食应该做到有主食有副食，有荤有素，还有健康的饮品。

2. 青少年每天必需的各类食物

青少年每天必需的各类食物，包括主食300～500克，禽畜肉、鱼肉100～200克，豆制品50～100克，蛋50～100克，蔬菜350～500克。除此之外，还要多吃水果、坚果类食品和海带、紫菜等海产品，以及香菇、木耳等菌藻类食品，每周适当选择食用即可。同时，青少年容易缺钙，所以牛奶、油煎小鱼骨等帮助补钙的食品要多摄入。如果有必要，去医院检查是否需要补充钙片，以满足青少年不断生长的骨骼对钙的需求。

3. 安排好一日三餐

一日三餐不仅仅是指一天三顿饭，还要求一日三餐的营养搭配符合人体生理功能的实际需要，这样才能吃出一日三餐的价值。因此，早餐作为一天的开始，要选择热能高的食物，以足够的热能保证上午的活动。比如

1 杯牛奶、1 个新鲜的水果、1 个鸡蛋和 100 克主食。午餐既要补充上午的能量消耗，又要为下午的学习活动储备能量，所以午餐要有丰富的蛋白质和脂肪。比如健康的午餐讲究肉或鱼或蛋、蔬菜、饭或面或粉的比例是1∶2∶3，同时注意低油、低盐、低糖及高纤维。晚餐则不宜食用过多的蛋白质和脂肪，以免引起消化不良，影响睡眠，因此晚餐吃五谷类的食品和清淡的蔬菜较为适宜。

4. 粮菜混合、荤素搭配

合理的粮菜混合、荤素搭配，不仅可以使人体所需要的营养成分齐全，相互得到补充，而且可以使饮食更加多样化，以此来促进食欲，增加人体对营养元素的吸收和利用。

青少年应避免不良的饮食习惯

近年来，青少年胃病、肥胖的概率陡然上升，这与其不良的饮食习惯是分不开的。因此，青少年要想有好的精神与体力，就要避免不良的饮食习惯。

1. 避免吃过多零食和"洋快餐"

零食大多属于高糖、高盐类食物，而且一般含有过多的食品添加剂；炸薯条、炸鸡腿、汉堡包等"洋快餐"也大多是高脂、高糖、高盐食品。而且无论是零食还是"洋快餐"，营养价值均不高，过多食用不仅会导致肥胖、龋齿等，还容易给肝、肾等脏器带来负担，所以偶尔食用可以，经常、大量食用则不宜。

2. 不要盲目节食减肥

青少年正是长身体，大量需要营养的阶段，如果此时为了身材而节食减肥是非常不可取的。否则会导致体内新陈代谢紊乱，抵抗力下降，出现低血糖、低血钾、厌食症等多种副作用，所以青少年时期，保证营养是关键。如果想要减肥，也应该通过运动、体力劳动等平衡摄入与消耗的能量，如此不仅能保持身材，还能强健体魄，一举两得。

3. 不要随便购买街头食品

烤串、臭豆腐、麻辣烫等街边摊，一直是青少年吃"夜宵"时非常喜欢的场所，尤其是学校附近，各色各样的商贩等候着下晚自习的学生光顾。可是这些路边摊的卫生合格率一般不高，从餐具消毒到食材来源、清洗是否正规等都是问题，容易引起食源性感染，威胁青少年的身体健康，所以青少年不要随便购买街头食品。

4. 饮食要有规律

青少年往往不喜欢清淡的饮食，聚餐时一般是呼朋引伴，暴饮暴食。而平时自己吃饭也不太规律，顾不上的时候干脆不吃，喜欢吃的时候则一次性吃很多，这样容易导致脂肪代谢紊乱，内分泌异常，引发胃溃疡、胃炎等胃肠疾病。所以青少年为了自己的身体健康，在饮食上一定要有所克制，日常饮食要规律，把想吃的不太健康的食物作为调剂即可，不要一日三餐胡吃海塞。

5. 避免用各色饮料代替白开水

白开水因为清淡无味，很多人，尤其是青少年往往不喜欢饮用，而用各种果汁、饮料等代替。但是勾兑的果汁、饮料，尤其是碳酸饮料等，对身体并没有好处，还容易因为食品添加剂、高糖等引起肥胖、高血糖等问题。所以偶尔喝一次没关系，不要用它们代替白开水作为主要饮用水。

青春期要格外补充的营养

正常情况下，女孩的青春期年龄是 11 ~ 13 岁，男孩是 13 ~ 15 岁。不过这个范围并不是太确切，只是对于大多数人而言的进入青春期的年龄段。更准确地来说，这个年龄是指骨龄，是一个人对各类营养素的需要量骤增的时期，所以要注意补充这一时期身体所需的营养。

1. 热能

孩子们对热量的需要达到了高峰，一个 13 岁的男孩每天需要的热能为 2400 千卡，女孩为 2300 千卡。这个热量，相当于 500 ~ 600 克主食、500 克左右的蔬菜、250 ~ 500 克豆类及其制品、250 克肉、250 克蛋和 250 克鱼所产生的热量总和。所以，对于青春期的孩子来说，首先要保证摄入足够的食物，才能提供足够的热能，千万不要因为怕胖而节食。

2. 蛋白质、维生素、矿物质和水

蛋白质、维生素、矿物质和水对于保证青少年的身体健康是必不可少的。其中青少年对矿物质的需要量极大。比如钙、磷参与骨骼和神经细胞的形成，如果钙摄入不足或钙磷比例不适当，会导致骨骼发育不全，影响到孩子的身高，所以需要摄入含钙、磷较高的食物，如干虾皮、海带、木耳、豆类及豆制品、芝麻、鸡蛋黄、螃蟹、海蜇、紫菜、鱼类、动物肝等。另外，青少年对铁的需要量高于成年人。铁是组成血红蛋白的必要成分，如果膳食中缺铁，就会造成缺铁性贫血。尤其是青春期的女孩，开始月经来潮，会有固定的血液流失，需多摄取肝脏、蛋、肉类及深色蔬菜等含铁质、蛋白质的食物。因此，这个时期一定要保证补充足量的矿物质。

除此之外，青少年一般在 14 ~ 16 岁时进入变声期，此时宜摄入富含 B 族维生素和胶原蛋白的食物，比如动物内脏、瘦肉、奶类、蛋类、豆类、绿叶蔬菜、牛蹄筋、猪蹄、鸡翅等，以利于促进其声带的发育。同时要少食辛辣刺激性食物，进食时要细嚼慢咽，适量饮水，减少细菌滋生，防止咽炎发生。

总而言之，由于青少年处于快速成长的关键时期，青少年，尤其是青春期的孩子需要摄取足够的热量，并且摄取足够的蛋白质以供其生长发育所需。做到主食、肉奶蛋、蔬菜水果、坚果一样都不能少，以保证青少年正在快速发育的身体有足够的营养。

一 第四节　女性，注意调整不同生理阶段的饮食

都说女人如花，是柔弱与美丽的并存，就如同绚烂而娇弱的花朵一般，因此女人自身就要懂得如何呵护自己的健康，留住絮然"红颜"，活出健康娇妍的姿态。在女性保健中，饮食调理必不可少，所以可以挑选适合女性的饮食，有侧重地进行调理。

女性饮食调理侧重点

1. 不同年龄段女性饮食调理重点

（1）15～25岁。这一时期正是女性月经来潮、生殖器官发育成熟时期，随着卵巢的发育和激素的产生，皮脂腺分泌物也会增加，因此要使皮肤光洁红润而富有弹性，就必须摄取足够的蛋白质、脂肪酸及多种维生素，如白菜、韭菜、豆芽、瘦肉、豆类等。此外，还要少吃盐，多喝水，这样既可以防止皮肤干燥，又可以提高身体新陈代谢，降低面部油脂渗出、长痘的概率。

（2）25～30岁。这一时期女性的额头及眼下会逐渐出现皱纹，皮下的油脂腺分泌减少，皮肤光泽感减弱，粗糙感增强。所以在饮食方面除了坚持清淡饮食、多饮水的良好饮食习惯以外，还要多吃富含维生素C和B族维生素的食物，如荠菜、胡萝卜、番茄、黄瓜、豌豆、木耳、银耳、牛奶等。

（3）30～40岁。这一时期女性的内分泌和卵巢功能逐渐减弱，皮肤变得干燥，眼尾开始出现鱼尾纹，下巴肌肉开始松弛，笑纹更明显，这主要

是由于体内缺乏水分和维生素等营养元素造成的。所以这一时期要坚持多喝水，最好早上起床后饮 1 杯 200～300 毫升的温开水。饮食中除坚持多吃富含维生素的新鲜蔬菜瓜果外，还要注意补充富含胶原蛋白的动物蛋白质，可吃些猪蹄、肉皮、鱼、瘦肉等。

（4）40～50 岁。这一时期的女性进入更年期，卵巢功能减退，脑垂体前叶功能一时性亢进，致使植物神经功能紊乱而易于激动或忧郁，眼睑容易出现黑晕，皮肤干燥而少光泽。所以在饮食上的补救方法是多吃一些可以促进胆固醇排泄、补气的食物，如红薯、蘑菇、柠檬、核桃、卷心菜、花菜、花生油等。

（5）50 岁及以上。这一时期的女性身体功能进入衰退期，饮食应以多样化、易消化为主。可以适当增加补充雌激素的食物，如蜂王浆、豆浆、莴苣、银耳、莲子、芡实、薏米、豆类及豆制品等，以养护卵巢，延缓衰老。

2. 日常饮食注意滋阴补血

女性容易阴虚、血虚，所以日常饮食除了保证多样化之外，还要注意滋阴补血。一般可以滋阴补血的饮食有银耳、枸杞、红枣、阿胶、蛤蜊、蛋类等。

3. 常吃可以排毒的食物

可以排毒的食物，首先要求广大女性少吃或不吃容易制造"毒素"的食物，如油炸类、腌制类、烧烤类、饼干类、蜜饯类食品及碳酸饮料等。多吃新鲜蔬菜水果，尤其是番茄、胡萝卜、牛蒡、虾、葡萄、苹果、大蒜、蜂胶等帮助排毒、抗氧化的食物。

4. 呵护身体不同部位的饮食

如果想要头发乌黑亮丽，可以常吃核桃、紫菜、鸡肉、玉米、麦片等富含 B 族维生素、蛋氨酸等对头发有益的食品；如果想要呵护乳房，可以常吃蘑菇、鸡蛋、红薯、杏仁、豆类及豆制品等富含氨基酸、大豆异黄酮、矿物质等的食物；如果想要美肤，可以常吃鸡蛋、鱼肉、牛肉、洋葱、燕麦等富含维生素 C、维生素 E、膳食纤维的食物；如果想要消除细纹，可以常吃苹果、番茄、海参等富含维生素 C、番茄红素、胶原蛋白等的食品。

孕期饮食营养要点

怀孕期间的调理十分重要，准妈妈们要补充充足的营养，为宝宝顺利出生与健康发育做好准备。

1. 孕早期

孕妈妈刚刚怀孕的头 3 个月，被称为孕早期。这一阶段正处于胚胎细胞的分化增殖和主要器官形成的重要阶段。虽然胚胎生长发育相对较慢，平均每日增重仅 1 克，孕妈妈营养素需要量与孕前大致相同，但大部分孕妈妈因出现不同程度的早期妊娠反应，往往会改变饮食习惯，影响营养素的摄入。

孕早期应注意合理调配膳食，防止强烈妊娠反应引起母体严重营养缺乏，从而导致胎儿发育不良。对于轻度孕吐者要鼓励进食，饮食以清淡易消化的食物为宜，避免辛辣刺激、油腻性食物。此外，可采用少食多餐的方法，尽量选择含有优质蛋白质的食物，如奶类、禽蛋类、鱼类等，也可以适量食用一些强化食品以增加营养元素的摄入。具体来说，可以注意以下三点。

（1）保证优质蛋白质的供给。孕早期除母体生理变化需要蛋白质外，胚胎发育过程中也以一定速度贮存蛋白质。如妊娠 1 个月时，蛋白质的贮存速度为每日 0.6 克。由于早期胚胎缺乏合成氨基酸的酶类，所需要的氨基酸不能自身合成，全部需要由母体供给。这时如果蛋氨酸、缬氨酸、异亮氨酸摄入不足，会引起胎儿生长缓慢、身体过小。因此，孕早期蛋白质的摄入量应不低于非孕时的摄入量。同时应选用容易消化、吸收的优质蛋白质，如禽畜肉类、乳类、蛋类、鱼类及豆制品等。蛋白质应至少摄入 40 克每日，相当于每日摄入主食 200 克、鸡蛋 2 个，瘦肉 50 克，才能维持母体蛋白质平衡。

（2）适当的能量供给。虽然孕早期的基础代谢增加不明显，胚胎生长缓慢，母体体重、乳房和子宫等组织变化不太大，但胎盘仍需要一部分能量以糖原形式贮藏，随后以葡萄糖形式释放至胎儿血液循环，供胎儿使用。所以孕早期每天需摄取 150 克以上的碳水化合物，约等于主食 200 克，以保证适当的能量供给，并且避免因饥饿而使母体血中酮体蓄积，并积聚于羊水中，为胎儿所吸收。有研究指出，胎儿吸收酮体后将对大脑发育产生不良影响，使胎儿出生至 4 岁时的智商低于正常儿童。含碳水化合物的食物主要包括面粉、大米、玉米、小米、薯类、糖类等。

（3）充足的无机盐、微量元素和维生素供给。胚胎早期锌缺乏会导致胎儿生长迟缓，骨骼和内脏畸形，还会使中枢神经细胞的有丝分裂和细胞分化受干扰，导致中枢神经系统畸形。孕早期铜摄入不足会导致胎儿骨骼、内脏畸形。富含锌、铜、铁、钙等矿物质的食物主要有禽畜肉及动物内脏、核桃、芝麻、乳类、豆类、海产品等。除此之外，要多吃新鲜蔬菜、水果等偏碱性食物，以防止酸中毒。

更细化一些来说，孕早期每日的膳食建议为：主食（大米、面食等）200～300 克，杂粮（小米、玉米、豆类等）25～50 克，蛋类（鸡蛋、鸭蛋等）50 克，牛乳 220 毫升，动物类食品（禽畜肉、动物内脏、水产类等）100～150 克，蔬菜（绿叶蔬菜占 2/3）200～400 克，水果 50～100 克，植物油 15～20 克。

2. 孕中期

孕中期是指怀孕的第 13~28 周，也就是怀孕的第 4~6 个月。孕中期的妈妈和宝宝都发生了明显的变化，此时的营养需求也大大增加。

（1）增加能量供给。由于孕中期基础代谢加强，对糖的利用率增加，应在孕早期的基础上增加能量，每天的主食摄入量应达到或高于 400 克，并且精细粮与粗杂粮搭配食用，能量供给的增加量可视准妈妈体重的增长情况、劳动强度进行调整。

（2）保证优质足量的蛋白质。为了满足母体和胎儿组织增长的需要，并为分娩消耗及产后乳汁分泌进行适当的蛋白质储备，此时准妈妈应增加蛋白质摄入量，每天应比孕早期多摄入 15~25 克蛋白质。动物蛋白质须占全部蛋白质的一半以上。

（3）供给适宜的脂肪。脂肪开始在腹壁、背部、大腿等部位存积，为分娩和产后哺乳贮存能量。准妈妈应适当增加植物油的量，也可适当选食花生仁、核桃、芝麻等人体所需脂肪酸含量较高的食物。

（4）摄入足够的维生素。孕中期对叶酸、B 族维生素、维生素 C、维生素 D 的需求量增加，因此孕中期应适当多食米、面，并搭配杂粮，以保证准妈妈对以上营养元素的摄入量。除此之外，还可以适当多吃海鱼、动物肝脏、蛋黄等补充维生素 D。

（5）适当补充无机盐和微量元素。补锌，如果孕中期胎儿得不到充足的锌会影响其骨骼生长，造成胎儿宫内发育迟缓，胎儿的免疫力下降。中国营养学会建议准妈妈每日的锌摄入量为 20 毫克。因此，准妈妈可以增加摄入肉类、动物肝脏、蛋类、海产品等含锌较丰富的食物。补碘，孕中期对碘的需要量也有所增加，所以应多吃含碘的食物，如海带、紫菜等。补钙，孕中期每日的钙摄入量应保持在 1000 毫克。可以通过奶制品、海产品、大豆及豆制品、深绿色的蔬菜等来进行补充。补硒，妊娠会使准妈妈的血硒含量下降，导致妊娠高血压综合征等症状，所以孕中期可以常吃海产品、瘦肉、谷麦类，以及动物肝、肾等含硒较多的食物。

更细化一些来说，孕中期每日的膳食建议为：谷类主食（米、面、玉米、小米等）350～500克，动物性食物（牛肉、羊肉、猪肉、鸡肉、鱼肉、蛋等）100～150克，其中每周吃动物内脏50克，水果100～200克，蔬菜500～750克，奶及奶制品250～500克，豆类及豆制品50克。

3. 孕晚期

孕晚期是指怀孕的后4个月，此时要在孕中期饮食的基础上进行相应的调整。

（1）增加蛋白质的摄入量。这一时期是蛋白质在体内存储相对较多的时期，其中胎儿约存留170克，母体约存留375克，这要求孕妈妈每日膳食蛋白质供给比未孕时增加25克，应多摄入动物性食物和大豆类食物。

（2）足量补充人体所需脂肪酸。此时是胎儿大脑细胞增值的高峰，需要提供充足的人体所需脂肪酸，如花生四烯酸、DHA，以满足胎儿大脑发育所需。因此孕妈妈可以通过多吃海鱼来补充。

（3）增加钙、铁摄入量。胎儿体内的钙一半以上是孕后期贮存的，孕妈妈应每日摄入1500毫克的钙，同时补充适量的维生素D。胎儿的肝脏在此阶段以每天5毫克的速度贮存铁，直至出生时达到300～400毫克的铁，孕妈妈每天摄入铁应达到28毫克，且应多摄入来自于动物性食品的血红素型的铁。孕妈妈应经常摄取钙类、鱼和豆制品，最好将小鱼油炸或用醋酥后连骨吃；饮用排骨汤。另外，动物肝脏、动物血含铁量很高，利用率也高，也应该适量食用。

（4）摄入充足的维生素。孕晚期需要充足的水溶性维生素，尤其是硫胺素，如果缺乏容易引起呕吐、倦怠，并在分娩时子宫收缩乏力，导致产程延缓。所以提高新鲜蔬菜、水果的摄入量十分有必要。

（5）控制能量供给。孕晚期能量供给量与孕中期相同，不需要补充过多，尤其在孕晚期最后 1 个月，要适当限制饱和脂肪酸和碳水化合物的摄入，以免胎儿过大，影响顺利分娩。一些孕妈妈到了孕晚期，担心胎儿太大增加难产机会，盲目地控制饮食。殊不知这样做既不利于孕妈妈自身健康，也不利于胎儿生长，尤其是胎儿脑部发育，甚至影响孩子的智商等。因此，孕晚期的准妈妈一定要适度、适量控制能量供给。

产后女性，正确进补很关键

1. 告别传统产后饮食误区

（1）菜越淡越好，甚至不放盐。有很多人认为，产后的头几天，饭菜内一点盐也不放最好。事实上，这样做只会适得其反，略吃些盐对产妇是有益处的。由于产后出汗较多，乳腺分泌旺盛，产妇体内容易缺水和盐，所以少量补充盐分是有必要的。

（2）多吃鸡蛋，几乎全天都是鸡蛋大餐。鸡蛋的营养丰富，也容易消化，适合产妇食用，但并不是吃得越多就越好。有些产妇一天吃十几个，不但吸收不了，还会影响其他食物的摄取，因此一般产后每天吃两三个鸡蛋就够了。

（3）过分忌口。产后忌口有必要性，但是过分忌口，每天清汤寡水，甚至到了只吃小米粥加鸡蛋的地步是非常不科学的。产后需要充足而丰富的营养，主副食都应该多样化，一天仅吃一两样食物并不能满足身体需要，也不利于乳汁分泌，所以不必过于忌口，保持饮食清淡即可。

当然，不忌口也不表示什么都能吃，以下这些食物均要忌口：生冷食物，如雪糕、冰淇淋、冷饮、冰镇西瓜等容易导致脾胃消化吸收功能障碍，不利于恶露排出和瘀血去除；辛辣食物，如辣椒容易伤津耗气，容易导致便秘；刺激性食物，如浓茶、咖啡、酒精等会影响睡眠及肠胃功能；

酸涩收敛食物，如乌梅、南瓜等阻滞血行，不利于恶露排出；过咸的食物，容易导致浮肿；麦乳精，含有麦芽糖和麦芽酚，对回奶有效，影响乳汁分泌。

（4）只喝汤不吃肉，认为汤比肉更有营养。产褥期应该常喝些鸡汤、排骨汤、鱼汤、猪蹄汤等汤类，以利于乳汁分泌，但是同时也要吃些肉类，比如虾肉、鱼肉、鸡肉、牛肉等，因为肉比汤的营养要丰富得多。因此，"汤比肉更有营养"的说法并不科学。

2. 注意产后饮食要点

产后饮食绝对不可以马虎。产后妈妈的饮食重点一定得符合下述三个条件，一是补充因为生产所消耗的体力；二是可以充分制造乳汁；三是避免发胖。具体来说，应该做到以下要点。

（1）确认一天所需的热量。应确定产后新妈妈所需的热量，一般完全母乳喂养者一天约需 2500 千卡；单纯奶粉喂养者一天约需 1800 千卡；若是混合喂养，则可依照乳汁分泌情况来决定所需的热量。乳汁分泌不足的人若与完全母乳喂养的人吃的一样多，摄取的热量就会过量，造成肥胖。

（2）重质不重量。对于热量或营养所需量不甚了解的人，应遵循控制食量、提高品质的原则。要点就是平衡膳食，各种食物都吃，但是都要少吃。

（3）严控脂肪的摄取。怀孕时，母体已经储存了大量的脂肪为产后授乳作准备。因此产后不可食用过多富含油脂的食物，否则乳汁会变得黏稠，乳腺也容易阻塞，因此产妇饮食应少油、清淡。

（4）不吃零食、糕点、泡面等。零食、糕点、泡面类食品进入体内大部分会转变为脂肪，而且食用过多也会破坏饮食均衡。另外需要注意的是，泡面食品中含有较多添加剂，对产后妈妈健康不利。

（5）煮过的蔬菜比生的好。维生素在授乳期将经由母乳转给宝宝，同时维生素对母亲本身来说也是不可欠缺的营养元素，因此每天都需食用含丰富维生素的蔬菜。而炒过或煮过的蔬菜相比生吃，可以增进脂溶性维生素 A、维生素 D 的吸收。至于炒过、煮过容易流失的维生素 C，则可以通过水果进行补充。

（6）多喝水。多补充水分可以促进乳汁分泌，不过在身体恢复期喝太多水并不恰当，所以水分的补给可由炖品提供，这样还可以补充大量的维生素和蛋白质。

（7）早餐一定要吃。许多新妈妈因为不习惯半夜授乳，生活的规律被打乱，因此出现睡眠不足、食欲不振的状况，结果常常忽略了早餐。其实授乳期的早餐非常重要，吃得要比平时更丰富，切记不可破坏一日三餐基本的饮食模式。

（8）补充充足的钙质。母体中的钙质因为哺乳而大量流失，所以需要注意钙质及增进钙质吸收的维生素 D 的摄取。新妈妈可以多吃香菇、萝卜等促进钙质吸收。

经期女性，吃对饮食更健康

对于很多女性来说，生理期总是一个很麻烦的问题，为生活和工作带来了诸多不便，再加上有些女性有痛经、月经不调等情况，都是让人头疼的问题。因此学会通过饮食调理经期问题，也是保障女性健康的关键。

1. 经期饮食禁忌

（1）忌吃生冷食物。中医学认为，血得热则行，得寒则滞。因此月经期间食用生冷食物不仅有碍消化，还容易损伤人体阳气，导致体内生寒，经血运行不畅，造成经血过少，甚至痛经。因此即使是在盛夏季节，经期也不宜吃生冷食物。

（2）忌吃酸辣刺激性食物。酸性食物有收敛作用，不利于经期瘀血排出；辛辣刺激性食物容易导致盆腔血管收缩，引起经血量减少甚至闭经、痛经等症状，所以此类型食物均不宜食用。一般来说，酸菜、醋、辣椒、芥末、胡椒、乌梅等食物，在经期均不宜食用。除此之外，烟、酒也属于刺激性"食品"，对月经也有一定影响，经期最好戒掉。

（3）忌吃过咸的食物。女性在月经来潮前一定要谨记不要吃太咸的食物，咸食会增加贮存在体内的盐分和水分，在月经来潮之前，孕激素增多，容易出现水肿、头痛等现象。月经来潮前 10 天开始吃低盐食物，可避免出现以上症状。

（4）忌吃过甜的食物。月经期间因为疼痛、不适等症状，容易让人情绪烦躁，此时吃高糖类等过甜的食物虽然可以让血糖上升，稳定情绪，但是血糖一旦下降，反而造成更大的落差，对情绪稳定更不利。所以经期可以吃甜食，但要少吃。

（5）忌吃乳酪类食物。牛奶、起司、奶油、酵母乳等乳酪类食物会破坏镁的吸收，引起痛经。因此经期不宜食用。

2. 经期宜吃食物

（1）宜补营养丰富、健脾开胃、易消化的食物。食物以新鲜、温热为主，海带、高粱、薏米、羊肉、鸡肉、苹果、桂圆、红枣等偏温性的易消化的食物效果更好。

（2）宜吃香蕉、鱼类。香蕉中含有丰富的维生素 B_6，具有安定神经的作用，不仅可以稳定女性在经期的不安情绪，还有助于改善睡眠、减轻腹痛。鱼类，如三文鱼、沙丁鱼等富含 $\omega-3$ 脂肪酸的鱼类，可以帮助女性缓解经期抑郁、烦躁情绪。

（3）宜食含铁高的食物。铁不仅参与血红蛋白及许多重要酶的合成，而且对免疫、智力、衰老及能量代谢等都有重要作用。月经期间出血较多，导致体内铁流失较多，所以此时常吃鱼类、瘦肉、动物肝、动物血等富含血红素铁的动物性食物补铁效果较好。而菠菜、大豆等食物中富含的铁是非血红素铁，吸收率较低，所以可以不列入食用范围。

（4）宜补蛋白质和矿物质。因为月经失血，尤其是经量过多者，每次月经都会使血液的主要成分——血浆蛋白、钾、钙、镁等丢失。因此在月经干净后1～5天内，应补充富含蛋白质、矿物质的食物。如选用既有美容又有补铁作用的牛奶、鸡蛋、牛肉、羊肉、猪蹄、芡实、胡萝卜、苹果、樱桃等。

3. 月经疾病饮食调理小偏方

（1）鸡蛋龙眼羹。龙眼肉50克，鸡蛋1枚。龙眼肉加水炖30分钟，打入鸡蛋一同炖熟即可。早晚各1次，连服10天，适用于虚证引起的月经不调。症状一般表现为月经血量少、色淡红、质清稀。可伴随腹痛喜按、按则痛减，小腹空痛，面色苍白，头晕眼花，心悸少寐，腰膝无力等症状。

（2）薏米赤小豆汤。薏米、赤小豆各100克，冰糖适量。薏米、赤小豆洗净浸泡2小时，放入锅中加水煮至熟烂，加冰糖调味，焖10分钟即可。不拘时常吃，可以调理实证引发的月经不调。症状表现为月经血量过多、色鲜红或深红、质黏稠或夹有血块。可伴随经行不畅，腹痛据按、按则痛甚，面色红润，口渴烦躁，小便短赤等症状。

（3）当归肉桂泡甜酒。当归30克，肉桂6克，甜酒500克。当归、肉桂洗净，用甜酒浸泡1周以上即可。每天1～2杯，每次服30克，有补血活血、祛瘀调经的功效，适用于月经推迟、闭经。

（4）双黑肉汤。莲藕、黑豆各30克，黄芪、木耳各15克，猪瘦肉100克，盐适量。莲藕洗净，切块；黑豆淘洗干净，浸泡1小时；木耳泡发；黄芪洗净；猪瘦肉切丁。锅中倒入适量水，放入黑豆武火煮沸，加其他食材，转文火再次煮沸，加盐调味继续煮至熟即可。经期前、后经常食用，可以补虚养身，适用于脾肾不足导致的月经淋漓不尽。

（5）玫瑰花茶。玫瑰花适量，放入茶杯中用沸水冲泡，10分钟后饮用即可。每天代茶饮，有理气解郁、活血散瘀、调经止痛的功效，适用于气滞血瘀导致的月经发黑、有血块。

（6）山药枸杞粥。山药、枸杞各20克，小米60克。山药、枸杞、小米分别洗净，放入锅中加水煮粥即可。每天1碗，有健脾益气、固冲摄血的功效，可有效缓解因脾气虚导致的月经间期出血的症状。

（7）艾叶红糖汤。红糖1茶匙，艾叶1把。艾叶洗净，放入锅中加水煮至汤汁颜色变浓，加红糖煮至红糖溶化，关火，滤渣取汁。月经来潮前每天趁热喝1碗，有逐寒湿、理气血的功效，有效缓解经期疼痛。

（8）陈皮茯苓糕。陈皮10克，茯苓粉20克，糯米粉300克，白糖、红糖各100克。陈皮洗净，切碎，放入盆中，加茯苓粉、糯米粉、红糖、白糖、清水搅拌均匀，倒入浅方盘中，用武火隔水蒸熟，取下冷却后切成小块即可。平时当点心食用，不拘时常吃，可以起到疏肝解郁、理气止痛等功效，适用于经期乳房胀痛。

第五节　男性，少食酒肉蔬菜为主

成年男性在社会生活中往往承担着更多的压力，所以男性的身体健康与精神健康都面临着更大挑战。通过适宜的饮食吃出健康好体质，养出上好的精气神，对男性朋友来说是比较简单且有效的方法。

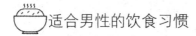适合男性的饮食习惯

1. 常吃粗粮

虽然日常饮食中，主食一向以细粮为主，但是为了健康，常吃粗粮，

做到粗细搭配也是十分有必要的。细粮是指经过精加工后的成品粮，具体指平时吃的精米、白面等，虽然口感好，易消化，但是在精加工的过程中失去了不少营养。而这些营养在粗粮中则较为完整地保留了下来。粗粮主要包括谷类中的玉米、紫米、高粱、燕麦、荞麦、麦麸以及各种干豆类，如黄豆、青豆、赤豆、绿豆等。饮食中做到粗细搭配，可以更好地补充营养，并预防糖尿病、心脑血管疾病、胃肠道疾病等风险。

2. 每日饮食中都有新鲜蔬菜和水果

蔬菜尽量做到两餐或三餐都有，水果一天一次两次都可以。因为新鲜的蔬菜和水果不仅富含碳水化合物，还含有丰富的维生素、矿物质等多种营养元素，是维持人体健康的必备元素。此外，常吃新鲜的蔬菜和水果还可以预防心脏病、心绞痛、癌症、高血压、肠道疾病、白内障、青光眼等各种疾病。

3. 每天 1～2 次鱼、禽、蛋

鱼、禽、蛋类是蛋白质的主要来源。蛋白质是构成抗体、激素、酶和各种组织器官的基本成分，一旦缺乏便会导致免疫力下降、内分泌失调、体力不济、患病难以康复等。而且蛋白质对男性而言还有帮助肌肉塑形和增强性功能两大重要意义，所以男性适当补充蛋白质是格外有益的。

4. 每天吃 1～3 次坚果

坚果是植物蛋白、植物纤维、维生素和矿物质的最佳来源。比如杏仁、核桃、花生、榛子、松子等，对男性健康，尤其是心脑血管非常有益。所以男性可以将坚果作为餐间零食食用。

5. 每天摄入 1～2 次奶制品

奶制品包括牛奶、奶酪等，可以帮助男性补充钙和维生素 D，对防治骨质疏松有益。喜欢奶制品的男性可以选择脱脂或低脂产品，不喜欢奶制品的男性可以用其他可以补充钙质的健康食品代替，确保人体每天对钙的需求量。

6. 适量饮水

人体任何一个细胞都不能缺乏水分，成年人身体的 60% ~ 65% 是水分，肝、大脑、皮肤含 70% 的水，骨骼含 45% 的水，血液中 80% 的是水分。对于男性来说，水分是保持肌肉健美的必备元素。因为肌肉中的水分要比脂肪中的水多 3 倍。中等身材的男性每天需饮用 5 ~ 8 杯水，而运动量大的男性对水的需求量则更大。不过具体的饮水量，需要根据自身情况而定。

男性饮食注意事项

1. 避免过量食用生猛海鲜

海鲜对男性虽然有补益作用，但是不宜长期生食或一次性吃太多。日常饮食中，很多男性被"误导"而生吃鱿鱼、生蚝、扇贝等多种海鲜。但是这些海鲜中一般含有寄生虫，不宜生吃。而且一次吃太多不仅会造成营养浪费，还容易给肠胃造成负担。所以生猛海鲜可以吃，但是不可长期大量生食。

2. 避免无肉不欢

很多男性属于"无肉不欢"类型，餐桌上最常出现的是肉类，很少见绿叶蔬菜，这种饮食方法容易加重疲劳。因为疲劳时人体内酸性物质积聚，而肉类食物往往属于酸性，所以，大量吃肉会加重疲劳感。新鲜的蔬菜、水果等恰好相反，它们大多属于碱性食物，常吃能帮助身体迅速恢复，缓解疲劳，保持精力充沛。

除此之外，长期大量摄入肉类，尤其是油炸肉食品，容易导致肥胖，而脂肪中的芳香化酶可以将睾酮、雄烯二酮等转化成雌酮和雌二醇，这会与男性体内的雄激素产生拮抗作用，导致男性肥胖后并发女性化表现，比如声音变细、乳房发育、生殖器变小、性欲减退等。因此男性对于肉类、甜食等容易导致发胖的饮食摄入要适当。

3. 避免过量饮酒

饮酒有利有弊，想要饮酒，首先要注意不要空腹饮酒，因为空腹时胃内没有食物缓解，会直接刺激胃黏膜，抑制各种酶的分泌，影响胃肠蠕动；其次要注意酒后不宜服药，研究表明，有上百种药物在酒后服用容易增加其毒副作用；再次要注意酒后不宜饮茶，因为酒后立即饮茶容易使酒中的乙醇通过肾脏迅速排出体外，损害肾脏；最后酒后宜吃梨、西瓜等水果，可以帮助解酒。

除此之外，饮酒要适量。葡萄酒酒精度数低，富含多种维生素及矿物质，还含有白藜芦醇，具有降低胆固醇和甘油三酯的作用，能预防动脉硬化，但是每日饮酒量以不超过 200 毫升为宜；啤酒酒精含量低，也有一定的营养价值，但是每日饮用量以 100～200 毫升为宜，即使偶尔想要多喝一些，也不宜超过 500 毫升，即 1 瓶的量，冰镇啤酒尤其要注意。白酒度数较高，温热饮用有舒筋活血、通风散寒等作用，但是由于其度数较高，每日饮用量不宜超过 50 毫升。另外，其他各种各样的酒，也许对身体有益，但毕竟含有酒精，所以每日饮用量均不宜超过 300 毫升，而且最好不要长期饮用。

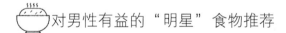对男性有益的"明星"食物推荐

1. 蔬菜

（1）十字花科蔬菜。包括小白菜、大白菜等白菜类，花椰菜、芥蓝、紫甘蓝等甘蓝类，榨菜、茎芥菜等芥菜类，胡萝卜、白萝卜等萝卜类等。这类蔬菜富含有机硫化物，一直是蔬菜中的健康典范，有助于防止前列腺癌细胞扩散，生吃或稍微煮一下吃最好。需要注意的是，吃这类蔬菜时要

充分咀嚼，使保健成分更好地释放。

（2）番茄。番茄中富含番茄红素。多项有关男性生殖力的研究证实，番茄红素能明显改善精子的运动性、活性和结构。食用经烹饪或加工的西红柿更利于人体对番茄红素的吸收。

（3）葱属类蔬菜。蒜、葱、韭菜、韭黄等葱属类蔬菜不仅具有强大的杀菌能力，还有助于人体对 B 族维生素的吸收，促进糖类新陈代谢，缓解疲劳。研究发现，葱属类蔬菜吃得多的男性得前列腺癌的危险比不吃葱属类蔬菜的男性低一半。所以男性每周至少应吃 3 次葱属类蔬菜。

2. 肉类

（1）牛羊肉。营养专家推荐男性每天宜摄入 15 毫克的锌，因为男性精液里含有大量的锌，锌不足会影响精子的数量和活力。此外，锌不仅是雄性激素合成的必需品，同时也担负着保护前列腺的重任。而牛羊肉是含锌量较高的食物，所以适合男性常吃。

（2）深海鱼。沙丁鱼、三文鱼等深海鱼类富含 ω－3 脂肪酸，有阻止血液凝结、降低甘油三酯等作用，对心血管特别有益，从侧面帮助男性勃起，减少性功能障碍。

（3）泥鳅。泥鳅素有"水中人参"的美誉，其脂肪含量少，而铁和钙的含量却比鳗鱼要多 3 倍，而且其富含赖氨酸和锌，有补中益气、养肾生精等功效，对调节性功能有较好的作用。

（4）鹌鹑。鹌鹑肉和鹌鹑蛋均含有丰富的营养，尤其是含有多种人体必需的氨基酸、矿物质。而且中医学认为，鹌鹑肉有补五脏、益精血、温肾助阳等功效，所以鹌鹑肉与鹌鹑蛋适合男性常吃。

3. 水果

（1）蓝莓。蓝莓中含有槲皮素和白藜芦醇，是强效的抗炎、抗氧化剂。研究表明，槲皮素能帮助男性维持健康的精子参数，保持其运动活性和质量；白藜芦醇能改善精子的运动活性。所以平时可以常吃蓝莓。

（2）石榴。石榴富含抗氧化剂，研究显示，男性常吃石榴可以提升睾丸素水平，改善精子质量，提高性欲。所以男性可以坚持吃石榴。

4. 干果

（1）核桃。核桃富含 ω–3 脂肪酸，研究表明，男性每天食用约 75 克核桃，精子的活力、运动性以及形态等都能得到提升。

（2）南瓜籽。南瓜籽中含有丰富的锌，对精子生长和睾丸素生成发挥着重要作用。此外，南瓜籽还含有其他重要的矿物质和维生素，男性可以将其作为日常零食食用。

（3）栗子。栗子含有不饱和脂肪酸、多种维生素和矿物质，能够有效地预防和治疗高血压、冠心病、动脉硬化等疾病。同时中医学认为，栗子有养胃健脾、补肾强筋等功效，适合因肾虚所致的腰膝酸软、小便频多及脾肾虚寒的男性食用。不过栗子不宜生吃，熟食过多也容易阻塞肠胃，因此一般每天食用 5~10 个为宜。

（4）黑芝麻。黑芝麻含有丰富的维生素 E，不仅有良好的抗氧化作用，而且对人体的生育功能具有良好的促进作用，对于男性的精子数量增多、精子活力增强均有良好的作用。此外，黑芝麻还含有镁元素，又被称为男性"保健素"，可以提高精子的活力，增强男性生育能力。因此男性可以经常在焖米饭、熬粥、拌凉菜时加入适量黑芝麻。

5. 其他可以常吃的食物

（1）黑巧克力。黑巧克力能提供丰富的 L–精氨酸，这类物质能增加射精量，并能提升精子的数量和运动性。而且巧克力纯度越高，效果越好。

（2）枸杞。枸杞富含维生素 E，在炖汤时放入适量枸杞，可以起到补肾、壮元气等功效，适用于男性日常佐餐常食。

第六节 中年人，保证营养控制食量延缓衰老

年龄 45 ~ 59 岁的人为中年人，此阶段既是青年的延续，又是向老年的过渡时期，所以身体功能会从鼎盛状态开始减弱。而随着身体各系统功能开始减弱，疾病也会随之出现。所以此时调整饮食方案，延缓衰老便成为保障身体健康的重中之重。

了解中年人的营养需求，调整营养摄入

中年人的营养需求讲究均衡。所谓均衡营养是指除了各营养元素之间要保持一定的比例之外，还包括营养元素的摄入量和人体消耗量达到基本平衡。中年人各器官功能开始衰退，基础代谢降低，对热能的需求逐渐减少，所以在饮食中也要有相应的调整。具体来说，中年人要均衡营养可以从以下方面着手。

1. 逐渐降低热能

人体摄入的热能主要用于维持基础代谢、满足人体各项生命活动的需要。中年人基础代谢和器官功能逐渐降低，所以热能的摄入也要相应减少，以免热能摄入过多造成肥胖。要知道，中年肥胖会加大患糖尿病、高血压、高脂血症、痛风、冠心病或部分癌症的风险。避免热能过剩从饮食方面入手，即减少糖类、肉类、烹饪油等的摄入量。并用新鲜水果替换糖果、饼干、糕点等含糖食品，用鱼、虾等替换猪肉、牛肉、羊肉等，用花生油、豆油等替换猪油等动物性油脂，在减量的同时提高质量，做到营养与健康并重。

除此之外，减少饮食量也可以降低热能。即中年人的饮食量以每次吃

饭八九分饱为宜。不过重体力劳动者除外。同时，要坚持少荤多素的饮食原则。

2. 摄入足够的蛋白质

蛋白质在生命活动中有非常重要的作用，随着年龄的增加，中年人对蛋白质的消化吸收能力下降，所以中年人要格外注重蛋白质的补充。中年人每天需摄入 70～80 克蛋白质，其中优质蛋白质不得少于1/3。所谓的优质蛋白质即牛奶、禽蛋、瘦肉、鱼类、豆类及豆制品等，常吃对延缓消化系统退行性病变大有好处。

3. 补充足够的维生素

维生素虽然不参加组织构造，不供给热能，生理需要量较少，但它是维持人体正常生理功能及细胞内特异代谢反应所必需的，而且这类物质在体内不能合成或合成量不足，必须依靠食物供给。因此无论哪个年龄阶段，都必须通过饮食补充足够的维生素，要摄入多种食物，并且选择合理的加工和烹饪方式等来满足人体对维生素的需要量。

日常饮食中，中年人可以通过动物肝脏、奶类、蛋类等补充维生素 A，它可以帮助中年人延缓视力衰老，防治干眼症等。可以通过葵花籽、花生、瘦猪肉、粗粮等补充维生素 B_1，它可以帮助消化，对神经、肌肉有重要的调节作用，并能改善精神状况。可以通过动物肝脏、猪肉、鸡蛋、黄鳝、河蟹等补充维生素 B_2，它可以促进发育和细胞再生，减轻眼睛疲劳，提升视力等。可以通过番茄、青椒、酸枣、山楂、柑橘、橙子、草莓、猕猴桃等新鲜蔬菜和水果补充维生素 C，它可以促进人体对铁的吸收，增加人体抗病能力，促进伤口愈合，防治心脑血管疾病，防癌抗癌等。可以通过植物油、奶类、蛋类、深绿色蔬菜等补充维生素 E，它具有很强的抗氧化作用，具有延缓衰老，预防贫血等功效。可以通过新鲜蔬菜、动物内脏、谷类食物补充维生素 P，它可以促进消化系统健康，促进血液循环，降低胆固醇及甘油三酯，维持神经系统健康和脑功能正常等。

4. 补充足够的矿物质

中年人由于身体功能减弱，容易造成体内矿物质不足。在众多矿物质中，钙、铁、锌是中老年容易缺乏的三种营养元素。研究表明，中年人激素分泌减少，不仅骨钙会加速流失，而且对钙的吸收能力也会降低，容易造成骨质疏松、腰背痛、腿痛、肌肉抽搐等症状。而钙和铁、锌相互影响，铁缺乏容易造成缺铁性贫血，出现皮肤萎缩、干燥、指甲脆薄易断等症状，还容易导致消化系统功能紊乱、免疫力降低、心慌气短、精力不集中等症状；锌缺乏容易造成食欲减退、免疫功能下降、皮肤粗糙等。均对中年人身体健康影响较大。所以中年人要注意调节饮食，适当增加含钙、铁、锌的食物摄入量。

日常饮食中，可以通过牛奶、鱼肉、水果、豆腐、坚果等补钙，并适当食用动物肝脏、蛋黄等富含维生素 D 的食物，以此促进钙质吸收。可以通过动物肝肾、动物血、瘦肉、鱼、黑芝麻、木耳等补铁，并注意饭后不要立即饮浓茶、咖啡，以免影响铁的吸收。可以通过动物肝、瘦肉、蛋黄、海产品、南瓜子、花生等补锌，并注意减少糖、酒的摄入量，以免增加人体对锌的消耗。

5. 适量补充膳食纤维

中年人虽然消化能力开始降低，但是依然要适量补充膳食纤维，以增加排毒、排便的能力。燕麦、糙米、芹菜、胡萝卜、韭菜、海带、牛蒡、苹果等均是富含膳食纤维的食物。

中年人健康饮食禁忌

按照以上营养需求，中年人适当调整自己的饮食结构，保证营养摄入即可。不过除此之外，中年人想要更好地养护身体，还需要了解饮食禁忌，以帮助自己更好地养生，保证身体健康。

1. 忌暴饮暴食

人到中年大多会发胖，其实这与机体代谢变慢、活动量减少有关，也与长期的饮食习惯有关。年轻的时候吃饭快、不忌口、暴饮暴食等，因为身体代谢旺盛、活动量大，可能不会出现问题。一旦代谢变慢、消化能力降低，还保持这样的饮食习惯，就会发胖，甚至造成胃肠道疾病、肝脏疾病等。所以中年人一定要忌暴饮暴食，养成每餐八九分饱、少食多餐的饮食习惯比较好。除此之外，中年人吃饭不宜太快，容易影响营养的消化吸收；晚饭也不宜吃得太晚，容易造成消化不良，影响睡眠。

2. 忌空腹食用的食物

（1）牛奶、豆浆、酸奶。牛奶、豆浆中含有大量的蛋白质，空腹饮用的话，蛋白质会转化为热量被消耗掉，起不到营养作用。所以中年人想要通过牛奶、豆浆补充营养，需要注意不要空腹饮用。正确的饮用方法是与含面粉的主食同食，或者餐后两小时再饮用。此外，中年人肠胃功能开始变弱，空腹喝酸奶容易刺激胃部，并降低酸奶的保健作用。所以酸奶也是饭后两小时再喝比较好。

（2）酒。空腹饮酒会刺激胃黏膜，久而久之会引发胃炎、胃溃疡等疾病。而且人在空腹时本身血糖就低，此时饮酒容易引发低血糖，并出现头晕、心悸、出冷汗、饥饿感等症状，严重时甚至会引发低血糖昏迷，威胁生命安全。

（3）绿茶。绿茶中茶多酚、咖啡因等天然物质的含量较高，空腹饮用时，这些物质容易与胃中的蛋白质结合，对胃部造成刺激，引发胃病，并有可能造成"茶醉"现象，出现心慌、头晕、手脚无力、精神恍惚等。因此中老年人，尤其是对患有胃及十二指肠溃疡的中老年人来说，尽量少饮绿茶，或者饭后两小时再饮用为宜，空腹或饭后均不宜立即饮用绿茶。

（4）薯类食物。红薯、马铃薯等薯类食物中含有较多的单宁、胶质和膳食纤维，空腹食用容易刺激胃酸分泌，引起胃灼热、泛酸等不适感。

（5）某些水果。比如荔枝，果糖含量约为 16.6%，会刺激胰岛素分泌，空腹食用容易引发突发性低血糖，出现头晕、口渴、恶心、出汗、腹痛、心慌等症状，严重者会发生昏迷、抽搐、心律不齐等；柿子，含有较多果胶、单宁酸，与胃酸发生化学反应会形成难以溶解的凝胶块，容易导致胃结石，并引发恶心、呕吐、胃溃疡等；香蕉，含有较多的镁元素，空腹食用会使人体中的镁骤然升高而破坏人体血液中的镁钙平衡，对心血管产生抑制作用，不利于身体健康；山楂、橘子等酸味较强的水果，含有大量的有机酸、果酸、山楂酸、枸橼酸等，空腹食用会使胃酸猛增，对胃黏膜造成不良刺激，出现胃胀、泛酸、胃痛等症状；菠萝，含有强菠萝蛋白酶，空腹食用会伤胃，并影响营养成分吸收。除此之外，饭后也不宜马上吃水果，容易影响消化。

（6）大蒜、辣椒等辛辣刺激性食品。辛辣、刺激性较强，空腹食用会对胃黏膜、肠壁造成刺激，引起胃痉挛，影响胃肠道消化功能。

（7）糖。糖是一种容易消化吸收的食品，空腹大量吃糖，人体短时间内无法分泌足够的胰岛素来维持血糖的正常值，会导致血液中的血糖骤然升高而造成眼疾，影响中年人血糖及视力健康。

（8）生冷食物及饮品。空腹食用生冷食物及饮品，会刺激胃肠发生挛缩，时间一长会导致体内各种酶促化学反应失调，诱发肠胃疾病。严重者会导致内脏器官功能受到损伤。

3. 忌饮食过咸

很多人迈入中年以后，会对清淡菜肴的兴趣越来越小，变得"重口味"。但是处于身体各功能降低的特殊时期，盐分摄入过多会引发高血压、脑卒中等疾病，这对中年人身体健康极为不利。一般来说，中年人每日摄盐量要控制在 10 克以下。而且烹饪时要选用低钠盐，其有低钠补钾的特点，氯化钠含量为 70%，低于普通食盐的 99%，有预防疾病的保健作用，患有高血压、心脏病的中年人更加适宜食用。放酱油等调味品时，不要一次性将酱油都倒进菜里，可以用点、蘸的方式食用。或者用醋、柠檬汁等酸味调味品替代一部分盐和酱油，还能改善食物口感。

4. 忌饮酒过量

饮酒过量会影响脂肪代谢，造成肝脏脂肪合成增多，使血清中的甘油三酯含量增多，发生甘油三酯血症的可能性增大，还有可能损伤肝细胞，并继续影响肝脏的正常代谢，导致酒精性肝炎、脂肪肝等疾病。对于代谢本身已经降低的中年人来说，尤其要注意。至于饮酒量，可以参考上一节介绍的男性饮酒。

5. 忌酸碱不平衡

各类食物的性质不同，在体内代谢后的酸碱度也不同。很多含有硫、磷、氮的食物，比如鱼、肉、蛋等动物性食物和米面制品等称为酸性食物；很多含有钾、钙、钠、镁的食物，比如蔬菜、水果、豆类、乳制品等称为碱性食物。两类食物要均衡摄入，否则体内酸碱失衡容易导致神经痛、高血压、动脉硬化、胃溃疡、便秘、龋齿等多种疾病。而这些疾病恰恰是中年人最容易出现的疾病，所以中年人要格外注意。在这里需要注意的是，有很多人听说碱性体质对防治疾病有效，所以会格外注意摄入碱性食物，但是其实没有这样做的必要，两类食物按照平衡膳食宝塔多样摄入，才能更好地平衡饮食的酸碱度。

6. 忌只吃精米、精面

精米、精面在精加工过程中会损失很多营养元素。长期只吃精米、精面虽然易消化，但是容易引起糖尿病、高血压、心脑血管疾病等中老年易发病。所以日常饮食中一定要注意粗细搭配，用燕麦、五谷杂粮等粗粮代替部分精米、精面。

第七节 老年人，煲汤食疗最适宜

人到老年，身体状况大不如从前，隔三差五就会有些小毛病，所以老年人要比其他人群更关注身体健康。除了要养成良好的生活习惯，适度活动之外，日常饮食也与老年人的健康息息相关。

老年人健康饮食基本注意事项

1. 饮食要规律

老年人消化能力弱，饮食要比年轻人更规律。要少食多餐，一般一日3～5餐，每餐七分饱即可，且要定时定量，养成良好的饮食习惯。饮食过量容易造成消化不良，引起肥胖，影响心脑血管健康等。

2. 食物要丰富多样

蛋白质、油脂、碳水化合物（糖类）、维生素、无机盐（矿物质）和水是人体所必需的六大营养素，这些营养素广泛存在于各种食物中。为均衡营养，保持身体健康，各种食物都要吃一点，如有可能，每天的主副食品应保持10种左右。而且不宜纯素食或纯肉食，要少荤多素，合理搭配。

3. 蔬菜要多吃一些

新鲜蔬菜含有丰富的维生素C、矿物质和膳食纤维，对保护心脑血管健康、防治便秘、防癌抗癌等有重要作用，所以老年人每日蔬菜的摄入量不应少于250克。

4. 水果要限量

水果能够为老年人提供丰富的维生素和矿物质，其中的抗氧化成分还能延缓人体衰老，所以老年人每日饭后两小时或者两餐之间可以适当吃些水果。但是需要注意的是，水果果糖含量较高，对于老年人来说，每日200克左右就够了。否则摄入糖分过多容易引发高血糖，并威胁老年人的心脑血管健康。

5. 食材硬度要适中

老年人牙齿常有松动和脱落，咀嚼肌变弱，消化液和消化酶分泌量减少，胃肠消化功能降低，所以饭菜硬度要适中，尽量做得软、烂一些，以利于咀嚼和消化。此外，吃饭时也要细嚼慢咽。

6. 烹饪方法要多样

老年人味觉、食欲较差，吃东西常常觉得缺少滋味，所以无形中会容易增加"重口味"食物（如高糖、高盐食物）的摄入量，对老年人的身体健康产生较大影响。所以老年人的饮食烹饪方法要多种多样。比如炒菜、炖汤、凉拌等，用醋、柠檬汁、蚝油、香油等调味品调味，不仅能提升饭菜的色、香、味，还能降低盐分的摄入量。一般来说，老年人饮食要清淡，每日盐分摄入量以 6~8 克为宜。

7. 补充优质蛋白质

老年人体内代谢以分解代谢为主，需摄入较多的蛋白质来补充组织蛋白质的消耗，所以平时可以多吃些鸡肉、鱼肉、羊肉、牛肉、瘦猪肉等。它们既含有丰富的优质蛋白质，又容易消化吸收，适合老年人食用。

8. 饮食以温热为宜

老年人对寒冷的抵抗力较差，所以吃生冷食物容易造成胃壁血管收缩，供血减少，并反射引起其内脏血循环减少，不利于身体健康。因此老年人的饮食以温热为宜，不可过热，也不可过冷。

9. 注意补充水分

老年人的口渴感会有所减退，有时即使身体已经缺水，但是老年人也不会出现口渴的感觉。而一旦饮水不足，很容易造成身体缺水，导致头痛、嗜睡等脱水早期症状。所以老年人每日要记得补充水分，一次不宜喝太多，在早上起床、上午九点多、中午、下午两三点、晚餐时等适量、分小口饮用即可。

10. 食材要清洁、新鲜

老年人抵抗能力低，消化腺分泌功能、胃肠蠕动均减弱，如果食材不清洁、不新鲜，容易造成胃肠道感染、消化不良等多种疾病。所以老年人要尽量减少外出就餐，自己在家烹饪食品也要注意清洗干净。隔夜饭菜不要再吃。也不要一次性购买一堆食材，储藏备用。

11. 油腻、辛辣等刺激性食物要少吃

老年人消化能力弱，胃口变差，虽然高盐、高糖等比较"重口味"的食物可以增加食欲，但是油腻、辛辣等刺激性食物吃多了容易造成体内水分、电解质不平衡，出现口干舌燥、火气大、睡眠不好等症状，所以要尽量少吃。

老年人喝茶养生的常见宜忌

老年人适量饮茶能够增强血管柔韧性、弹性和渗透性，有利于预防高血压、冠心病等。此外，喝茶可以振作精神、消除疲劳、改善血液循环，并能清肝明目。因此，很多老年人都把喝茶当作养生的一个重要部分。但是想要用茶水代替部分白开水饮用，注意饮茶宜忌，才能喝出健康。

1. 饮茶禁忌

（1）不宜经常喝浓茶。浓茶是指泡茶的茶叶用量超过常量，一般一杯茶用 3~4 克的茶叶，如果颜色浓重、口感苦涩，说明已经超量。如果是吃了非常油腻的食物，可以偶尔喝一次浓茶来消食去油腻，但是长期饮用则不宜。因为晚上喝浓茶容易导致失眠；经常喝浓茶容易加重胃溃疡、胃寒、身体虚弱；空腹喝浓茶会引起胃部不适，有时甚至产生头晕、恶心等不适症状。

（2）不要喝头茶。所谓头茶，即茶叶第一次泡的茶。因为茶叶在运输、售卖的过程中容易沾染灰尘、微生物等有害物质，所以第一次泡的茶要把水倒掉，重复泡一次再饮用。

（3）不要煮茶喝。很多人会煮茶来喝，但是茶叶在煮的过程中很多营养成分会被破坏掉，所以泡茶是最好的饮茶方式。除此之外，不宜用保温杯泡茶，要现泡现喝。

（4）喝茶后要漱口。茶叶中的一些物质会磨损牙齿表面，茶叶残留在齿缝中会导致龋齿，因此，喝茶后漱口有利于保持牙齿的健康与美观。

（5）饭后不要马上喝茶。茶叶中含有大量鞣酸，会与食物中的铁元素发生反应，生成难以溶解的物质，久而久之会造成人体缺铁，甚至诱发贫血。所以如果想喝茶，尽量在餐后 1 小时再喝。

2. 正确饮茶

（1）饮茶量因人而异。不同的饮茶习惯、年龄、健康状况、生活环境等因素，也决定了不同人的饮茶量。一般健康的成年人，一天饮用茶叶的量约 12 克，分 3~4 次冲泡最为适宜。对于体力消耗量大、进食量大的人，尤其是高温环境作业或者可能接触到有害物质的人，一天茶叶用量 20 克左右也可以。不过对于老年人来说，每日饮茶量控制在 10 克左右为宜。如果是神经衰弱、胃肠道不好的老年人，则不宜饮茶。

（2）不同的茶有不同的喝法。绿茶、红茶、乌龙茶等是我们经常喝的茶。绿茶要现泡现喝，因为绿茶中含有多酚类物质，具有抗氧化、清除自由基、抗衰老、抗病毒等多种功能，如果冲泡温度过高、时间过久，这些物质会被破坏，茶叶的养生功效及口感便会降低。所以冲泡绿茶的水温以 80℃为宜，冲泡时间以 2~3 分钟为宜，绿茶与水的比例以 1∶50 为宜，通常用 150 毫升水冲泡 3 克茶叶。此外，冲泡黄茶和白茶的方法与绿茶类似。红茶泡久些更健康。与绿茶不同，高水温浸泡反而能够使红茶内黄酮类保健物质能够更有效地溶出，让红茶的香气更浓，更好地发挥地它的保健功能。所以泡红茶最好用沸水，泡的时间久一些，一般以 5 分钟为佳，可以反复冲泡 2~4 次。冲泡乌龙茶时，茶叶要多放一些，以 10 克为宜，浸泡后约占茶杯容积的一半。冲泡时用沸水，时间以 2~5 分钟为宜，可以反复冲泡 5~6 次。

（3）不同的季节喝不同的茶。春季宜喝花茶，可以帮助人体排出整个冬天淤积在体内的寒气，促进人体阳气生发。夏季宜喝绿茶，绿茶味苦性寒，有清热、消暑、解毒的功效，并能增强肠胃功能，促进消化、防止腹泻等；秋季宜喝青茶，青茶不寒不热，能彻底消除体内的余热，并有滋润作用，可以缓解秋乏，使人神清气爽；冬季宜喝红茶，红茶味甘性温，含丰富的蛋白质，适用于冬天滋补饮用。

老年人千万不要盲目选用保健品

现在市面上的保健品越来越多，而老年人是主要销售对象。因为老年人身体各项功能处于下滑期，且随着营养物质的大量流失，身体抵抗力会不如从前，容易出现这样那样的小毛病。所以老年人容易接受保健品，并成为保健品的购买人群。专家介绍，老年人适当吃点保健品可以调节身体功能，提升身体健康度。不过，选用保健品时千万不能盲目，以免没有调理好身体，反而造成副作用，得不偿失。

1. 了解保健品常见问题

（1）添加违禁药品。保健食品的保健作用比较缓慢，一些不良商家为了使消费者服用后迅速出现效果，提高销量，在保健食品中非法添加一些药物。比如在具有减肥功能的保健食品中非法添加西布曲明、酚酞，在具有辅助降血糖功能的保健食品中非法添加二甲双胍、格列苯脲等。消费者在不知情的情况下摄入过量的此类药物会对健康造成损害。

（2）委托加工。由于目前国家对保健食品的要求越来越严格，所以很多新企业无法拿到批准文号，便委托已经拥有资质的企业进行加工，在这个环节中，很容易出现不按照批准的配方生产、产品质量难以保证等安全隐患。

（3）夸大宣传。保健食品虚假夸大宣传的问题十分突出，不少企业将保健食品宣传得包治百病、起死回生。这不仅会误导消费者高价购买，更容易导致一些需要药物治疗的患者停药服用保健食品，延误病情，严重地危害了人们的健康。

2. 正确认识保健品

（1）保健食品的作用。我国的保健食品需要经过严格审批，对声称有功能的保健食品，必须经过动物和人体试验证实其声称的功能，才能获得批准进入市场。相比药物的治疗作用，保健食品具备的是保健功能，即使有相关功能，也是缓慢、隐性的，并不能起到治病作用。

此外，国家对于保健食品的功能有严格的规定。目前只能标识有以下18种功能：有助于增强免疫力、降低血脂、降低血糖、改善睡眠、抗氧化、缓解运动疲劳、减少体内脂肪、增加骨密度、改善缺铁性贫血、改善记忆、清咽、提高缺氧耐受力、降低酒精性肝损伤危害、排铅、泌乳、缓解视疲劳、改善胃肠功能、促进面部皮肤健康。如果在市场上销售的保健食品超过了以上的宣传范围，便是夸大宣传，不能相信也不宜选购。

（2）保健食品的局限性。尽管保健食品会有一定的作用，但也要认识清楚，保健食品只是一类对身体有益处的食品，其中的一些营养物质也可以从食品中获得，并不是神奇药物。此外，凡是声称具有治疗作用的保健食品一定不要相信，特别是一些高血糖、高血压患者，更不能听信广告宣传将保健食品代替药物来控制疾病。

3. 正确选购、服用保健品

（1）购买、服用前先咨询医生。在购买、服用保健食品之前，一定要注意，保健食品是适宜特定人群食用的，并不是任何人都可以食用。如果需要购买，建议最好先去医院向医生咨询，结合自身情况有针对性地购买，不要盲目听信宣传自行选购。同时，老年人对保健品的期望也不要太大，保健品不能"包治百病"，效果不会立竿见影。保健品的服用疗程一般至少为 3 个月。

（2）看清包装，选购正规产品。建议到正规的药店、超市进行购买，这样的保健食品来源明确、价格合理。在选购时要查看包装上的保健食品"蓝帽子"标识，并且在标识下会印有"国食健字 G 年份 + 4 位数字"，进口保健食品的外包装上也可以看到有中文标注的"国食健字 J"字样，只有这些标识齐全的产品才能选购。

（3）看包装上的功效和适宜人群。在保健食品的标签上会附有对其保健功能的介绍，如果超过了以上所说的 18 种功效即为夸大宣传，并不是合格产品。也要看清楚外包装上标识的适宜人群和不适宜人群，谨慎购买。对于老年人来说，适合的保健食品一般有维生素 C、维生素 E、番茄红素等抗衰老保健食品，提高免疫力、促进新陈代谢的保健食品，改善肠道功能的保健食品等。

（4）看购买渠道。很多人选购保健食品时会选择海外代购、朋友圈等渠道，甚至买参加会议营销模式销售的保健食品，这样容易购买到无任何标识或无中文的保健食品，这类保健食品没有经过国家认证，无法判断其真伪、功效等。对于老年人来说，这一点尤其要注意。切不可偏听偏信广告，不管自己的身体情况就购买食用。

（5）保健食品不能替代食品、药品。老年人要清楚的是，保健食品毕竟只能起到保健作用，不能饱腹、治病，所以不可以作为日常饮食的替代品，更不可以代替药品食用。当身体缺乏某种元素时，可以通过保健品适当补充，但是不可以过量，以免给身体造成更多危害。

老年人饮食进补，煲汤是好方法

进入老年后，一般会出现"五脏皆虚"的情况，导致脏腑功能衰退，身体虚弱。所以老年人想要进补，食疗是常见、有效、方便且易坚持的一种方法。在众多食疗方法中，煲汤是比较适合老年人的一种养生方式。既能帮助身体补充水分和多种营养元素，又利于消化吸收。不过煲汤不能盲目，所选用的药材要以"药食同源"为基础。

1. 常见的毒性较大的中药不能选

（1）含毒性生物碱的中药。包括川乌、草乌等含乌头碱类，百花曼陀罗、小天仙子等含阿托品类，马钱子等含有番木鳖碱类，光慈姑等含秋水仙碱类、含麻黄碱类、含雷公藤类等，食用后均会引发中毒反应，严重者可能会危及生命。

（2）含毒性苷类的中药。包括夹竹桃、罗布麻、苦杏仁等，会损害肝脏，严重者导致肾衰竭。

（3）含毒蛋白的中药。包括巴豆、苍耳子、蓖麻子等植物的种子，其中均含有毒蛋白，对于胃肠黏膜有强烈的刺激和腐蚀作用。

2. 所选药材要以"药食同源"为基础

我国对可以当作食物的中药材有严格的审批，目前也只有101种中药材通过了审批，算作药食同源。其他类别的中药，成分十分复杂，对剂量的精确度要求较高，如果私自使用一些中药材、不控制剂量进行煲汤，无疑是制作了一碗"毒药"，对健康并无益处。

（1）原国家卫生和计划生育委员会公布的既是食品又是药品的中药名

单。2012 年，原国家卫生和计划生育委员会公布了 86 种既是食品又是药品的中药名单。具体是：丁香、八角、茴香、刀豆、小茴香、小蓟、山药、山楂、马齿苋、乌梢蛇、乌梅、木瓜、火麻仁、代代花、玉竹、甘草、白芷、白果、白扁豆、白扁豆花、龙眼肉（桂圆）、决明子、百合、肉豆蔻、肉桂、余甘子、佛手、杏仁、沙棘、芡实、花椒、红小豆、阿胶、鸡内金、麦芽、昆布、枣（大枣、黑枣、酸枣）、罗汉果、郁李仁、金银花、青果、鱼腥草、姜（生姜、干姜）、枳子、枸杞子、栀子、砂仁、胖大海、茯苓、香橼、香薷、桃仁、桑叶、桑葚、橘红、桔梗、益智仁、荷叶、莱菔子、莲子、高良姜、淡竹叶、淡豆豉、菊花、菊苣、黄芥子、黄精、紫苏、紫苏籽、葛根、黑芝麻、黑胡椒、槐米、槐花、蒲公英、蜂蜜、榧子、酸枣仁、鲜白茅根、鲜芦根、蝮蛇、橘皮、薄荷、薏苡仁、薤白、覆盆子、藿香。

（2）中药材。2014 年，原国家卫生和计划生育委员会新增了 15 种中药材。具体是：人参、山银花、芫荽、玫瑰花、松花粉、粉葛、布渣叶、夏枯草、当归、山柰、西红花、草果、姜黄、荜茇。

"药食同源"名录上公布的以上中药材和食材，在限定使用范围和剂量内可以作为药食两用。在选购中药材时，需要注意两点。一是看品质。中药材基本品质以"杂质较少，色、味纯正，外形美观、质地饱满"为好。比如枸杞以粒大、肉厚、种子少、色红、质柔软的为佳，大枣以颜色暗红、饱满、皮薄肉厚、光润无虫蛀的为佳。与此同时，要格外关注颜色，太过鲜艳的有可能是经过特殊手段处理过的，不宜选购。二是看渠道。一定要去正规的药店，咨询过药店医生用料、用法之后再选择，不要自己随意通过没有经过国家认证的渠道购买。

3. 了解煲汤常见误区

（1）鸡汤的营养高于鸡肉。很多人认为鸡汤的营养高于鸡肉，其实在煲汤的过程中，鸡肉中的脂肪、水溶性维生素、钙等矿物质会比较容易溶解到汤中，特别是一些呈味物质会一并溶于汤中，导致汤中的味道比肉更为鲜美。但是，肉中的蛋白质却不会轻易溶于汤中，所以如果只喝汤不吃肉会导致蛋白质的营养被浪费掉。

（2）时间越久营养越好。有些地区流传着煲老汤的说法，认为汤煲时间越久，营养越好。其实，煲汤时间越久，维生素受热损失越多，蛋白质会变性，其他一些营养物质也会分解，反而会降低汤的营养价值。因此建议煲汤一般不要超过两个小时。

（3）肉中营养溶出越多越营养。猪肉、牛肉、羊肉、水产品等嘌呤含量很高，经过水煮后，嘌呤及肌肽、氨基酸等含氮浸出物会溶入汤中，会增加肉汤的鲜美，但同时对于高尿酸患者来说，更容易引发痛风。

4. 健康煲汤的方法

（1）因人而异，按需选择。在煲汤时，要根据每个人的身体情况进行选择，特别是加入中药材的老汤，老年人要谨慎食用。

（2）确认是否属于获批的药食同源的中药材。目前国家批准作为食品的中药材名单可以在原国家卫生和计划生育委员会的网站上查询到，这些药材都是经过严格证实可以作为食品食用的，而其他未获批的中药材存在着食品安全隐患，不要随意摄取。

（3）合理煲汤。在煲汤时要选择新鲜的食材，煲汤过程中要控制温度和时间，温度太高容易烧干烧焦，时间太长会破坏营养成分。此外，食用不完的汤要妥善贮藏，再次食用时一定要充分加热，以免有害微生物引起腹泻等不良反应。

5. 适合老年人的汤谱推荐

（1）核桃枸杞子山楂汤。核桃仁 500 克，枸杞子、山楂各 30 克，菊花 12 克，白糖适量。核桃仁洗净，磨成浆汁，倒入瓷盆中，加清水稀释，调匀；山楂、菊花、枸杞子洗净后，水煎两次，去渣取汁 1000 毫升；将山楂、菊花、枸杞子汁同核桃仁浆汁一同倒入锅内，加白糖搅匀，武火煮沸即可。代茶饮，每 3~4 周为一疗程。有活血化瘀、滋补肝肾、安神补脑的功效，适用于老年人养生饮用。

（2）田七党参黄芪炖鸡汤。党参、黄芪各 30 克，三七 10 克，酸枣仁 20 克，鸡 1 只，盐、味精各适量。鸡处理干净，切块，放入锅中，加党参、黄芪、三七、酸枣仁，倒入适量清水，文火慢炖 1~2 小时，加盐、味精调味。吃肉喝汤，分顿食用。每日 1 次，连服 10~15 天。有健脾养胃、补血益气、提高人体免疫力、强壮身体、延年益寿等作用，适合老年人食用。

（3）天麻山楂荷叶排骨汤。天麻、山楂各 15 克，荷叶半张，排骨 500 克，盐、味精各适量。山楂、天麻、荷叶分别洗净，山楂切片，天麻、荷叶切丝；排骨洗净，切成小块。以上材料放入沙锅中，加适量水，文火慢炖 1~2 小时，加盐、味精调味，再稍煮一会儿。每日一次，可日常佐餐常食。此汤不仅可以为人体提供优质蛋白质、脂肪、钙质等营养元素，还能滋阴润燥、益精补血，尤其适合气血不足、高血压的老年人食用。

（4）番茄炖牛腩。牛腩 500 克，番茄 2 个，桂皮 1 小块，大料 3 枚，葱、姜、干辣椒、料酒、生抽、盐各适量。牛腩切成小块，放入清水中浸泡 3 小时，每半小时换一次水，每次换水都把牛腩冲洗干净，泡好的牛腩洗净沥去水分；番茄洗净，切块；葱切段，姜切片。锅中倒入适量油烧热，加桂皮、大料煸香，倒入牛腩翻炒至变色，盛出倒入沙锅中，加开水没过牛腩，加料酒、生抽、葱段、姜片、干辣椒，武火煮沸，转文火，盖锅盖焖 1 小时，加番茄继续文火慢炖 1 小时，加盐调味。日常佐餐常食。此汤营养搭配合理，番茄中的果酸可以嫩化牛肉纤维，使牛肉口感更加鲜美，而且番茄能增加汤中番茄红素的含量，让营养更丰富。起到补充营养、滋阴补血、促进消化的作用，并能在一定程度上防治糖尿病，适合老年人常食。

— 第八节　其他不同人群，饮食宜忌要注意

除了以上的"大"人群之外，日常生活中还有各种各样的"小"人群，比如天天对着电脑的人、天天吃"粉笔灰"的老师、经常熬夜的人等等，这些人群也有各式各样的饮食宜忌。尽量按照饮食宜忌做，可以更大限度地促进身体健康。

1. 电脑一族

电脑一族每天都对着电脑，长时间保持同一个姿势，对脊柱、骨骼会有危害。而且电脑有很强的辐射，对眼睛、皮肤等均会造成不良影响。所以电脑一族宜多吃富含维生素 A、维生素 C、番茄红素等营养元素的食物，这类食物可以抗辐射，保护皮肤、眼睛，防止皮肤干涩、长斑和视力下降、眼睛疲劳以及干涩等症状，并养护骨骼。比如番茄、胡萝卜、茄子、菠菜、南瓜、花菜、卷心菜、扁豆、黄瓜、油菜、芥菜、香菇、木耳、海带、鸡蛋、猪瘦肉、鱼类、虾、苹果、香蕉、橘子、红枣、牛奶等。并适当多饮水、多喝茶等，帮助体内的放射性物质排出。少吃巧克力、可乐、咖啡等含有咖啡因的食物及饮品，因为咖啡因会消耗身体的水分，加重皮肤、眼睛干涩。同时要少吃甜菜、蒜、辣椒、香肠、熏肉、肥肉、火腿、牛肉干、咸菜、煎炸食物、甜食等，以免加重身体负担。

2. 教师一族

教师在教学过程中需要长时间发声，同时会吸入大量的粉尘，是咽喉炎、肺部疾病的高发人群。鉴于此，教师一族可以通过有效的饮食调

理来改善身体症状，促进身体健康。比如教师要多吃新鲜蔬菜、水果和豆类及豆制品，这些食物富含维生素，能预防咽喉炎，能帮助人体补充水分，滋润咽喉以利于发声。尤其可以多吃木耳，其所含的植物胶质可以吸附残留在人体消化系统内的灰尘、杂质，并将其排出体外；多吃银耳、百合，可以清心润肺、养阴生津，帮助改善肺部微循环，清理肺部的废物；多吃葡萄、猕猴桃等，帮助体内代谢废物。要少吃辣椒、生姜、胡椒等刺激性较强的食物，以及巧克力、甜点等糖分过高的食物，以保护嗓子。

3. 经常熬夜的人

经常熬夜的人俗称"夜猫子"，无论是夜间工作还是娱乐，都容易使视力、肝脏、肠胃等器官受到一定的损害。所以饮食上宜多吃新鲜的蔬菜、水果；合理安排就餐时间和所需能量，避免过饥或过饱；保证优质蛋白质、矿物质、维生素的供给。尤其要多吃番茄、菠菜、南瓜、胡萝卜等蔬菜，它们大多富含维生素、蛋白质、胡萝卜素等，可以帮助经常熬夜的人养护视力、肠胃等；多吃蛋类、猪瘦肉、鱼、虾、鱼子酱、鱼肝油等，它们大多富含维生素和优质蛋白质，可以帮助熬夜的人补充体力，调整身体状态；多饮牛奶、菊花茶，具有滋阴润燥、清肝明目的作用。少吃或不吃生冷、油腻、辛辣等刺激性食物。尤其是用来提神的咖啡、巧克力，容易使血液中胆固醇及甘油三酯含量增高，长期夜间饮用易导致心脏病；夜间肠胃大多较空，食用辣椒、胡椒、葱、姜、蒜、茴香、芥末、咖喱等具有刺激性的食物，对肠胃不利，并导致上火；泡菜、酸菜、咸菜等缺乏营养或没有营养，夜间食用容易刺激胃部，导致泛酸等症状出现。

4. 脑力劳动者

脑力劳动者长时间消耗脑力，容易引发心脑血管、脑部疾病。所以脑力劳动者要多吃一些有补脑、养护心脑血管功效的食物。宜多吃易于消化、热量适中且富含维生素 C、优质蛋白质和钙的食物。比如花生、玉米、小米、红枣、核桃、芝麻、桂圆、菠菜、豆类及豆制品、香菇、木耳、蛋类、瘦肉、鱼、虾、牛奶、蜂蜜等。忌吃过于精制的食物，要粗细搭配，否则精粮容易破坏血液中的酸碱平衡，消耗大量维生素，引发健忘、疲劳、焦躁等症状；不宜吃得过饱，容易造成血糖上升，拖慢大脑节奏，降低工作效率；忌吃甜食、油炸食品等高热量食物，因为脑力劳动者大多久坐，活动量不足，这类食物容易导致肥胖、心脑血管疾病等。

5. 体力劳动者

体力劳动者大多以肌肉、骨骼的活动为主，营养不足容易造成肌肉、骨骼损伤。而且大多数体力劳动者容易吸入化学毒物、粉尘等有害物质，处于高温、高湿等环境中，能量、水分等消耗量尤其大，所以宜多饮水，多吃一些高热量的食物。还要保证饮食多样化，注意饮食搭配及营养均衡，避免以没有营养的食物作为日常饮食，并避免在天冷的时候吃凉菜、喝冷饮。除此之外，进食要在劳动结束休息半小时后，否则容易造成肠胃损伤。一般来说，体力劳动者尤其要多吃肉类、鱼类、动物内脏、花生、紫菜、苦瓜、豆类及豆制品、蛋类、猕猴桃、樱桃、香蕉、牛奶等食物，可以帮助人体补充体力，消除疲劳，增加肌肉耐力、加速新陈代谢等。

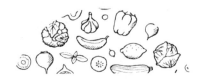

第六章　随着时令来吃饭，一年四季都健康

第一节　一年四季，与气候相应的饮食原则

天有四季，日有黑白，地分东西南北。气候、季节的变化和人们各方面的关系都十分密切。所以人们要根据季节来安排饮食，以顺应"天人相应"的原则。一般来说，春季宜升补，夏季宜清补，秋季宜平补，冬季宜滋补。

中医学认为，秋冬需养阴，春夏需养阳。因为在古代农业社会，人们冬天多无事，需静养；养阴可以降低新陈代谢，使储存大于消耗，对夏天的损失进行调整修补，储备能量待春夏消耗。而且阴能转阳，阴足才能持久抗寒。春夏季节人体新陈代谢加快，饮食中生冷食物较多，阳气外溢，较易损伤，所以要养阳。现代人的生活节奏与古代农业社会不一样，冬天不再静养休息，而是一年四季不停地忙于工作，参与竞争。所以现代人喜欢秋冬补阳，抗寒并增强活力，而夏天补阴，清热并降火。

除此之外，我们还受到春夏秋冬四季气候、东南西北地理变化以及生存条件状况、饮食风俗习惯等因素的影响，这就要求我们在饮食宜忌方面同样要综合考虑，因时、因地制宜。比如，炎夏之际适宜食用清凉、生津、止渴、除烦、解暑的食物，忌吃温热上火、辛辣肥腻、香燥损阴的食物。到了寒冬季节，则适合多吃温补助阳的食物，忌吃生冷大寒之品。并且要考虑南北因素，北京天寒，宜温补；南方多火，宜清淡饮食。更具体一些来说，不同气候饮食原则如下。

1. 天气炎热时的饮食原则

（1）要补钾。人在天气炎热时出汗多，随汗液流失的钾离子也多，容易造成人体出现低血钾现象，所以要多吃含钾的食物来补钾。比如全谷类，深色蔬菜类，香蕉、柿子、龙眼、香瓜、橙子、芒果等水果类，鹅肉、沙丁鱼等肉类，花生、瓜子等坚果类。

（2）以清补为佳。比如鸭肉、瘦肉、虾、鲫鱼、香菇、银耳、薏米等清淡滋阴，清补效果好。

（3）注意补充维生素、盐分。比如多吃新鲜蔬菜、水果，尤其是多吃黄瓜、番茄、豆类及豆制品、动物肝脏、虾皮、西瓜等，补充维生素的同时又补充水分、盐分。

（4）不可过食冷饮。虽然天气炎热，但是过食冷饮除了损伤肠胃之外并不能起到比较好的解渴作用，要想解渴、降暑，还是喝温热的茶水、凉白开和绿豆汤为好。

2. 天气寒冷时的饮食原则

（1）多吃高蛋白动物型食物。天气寒冷时人们的热量消耗大，多吃羊肉、牛肉等高蛋白的动物型食物，可以快速补充热量。

（2）多吃富含蛋氨酸和无机盐的食物。比如芝麻、瓜子、乳制品、叶类蔬菜等，可以提高人体的御寒能力。

（3）适当补钙。比如适当增加牛奶、豆制品、虾皮、海带、芝麻酱等的摄入量，可以帮助补充钙质。

━ 第二节　春季阳气生发，饮食以甘温为主

春季是冬季和夏季的过渡季节，虽然气候开始变暖，但是冷暖气流互相交争，属于天气变化无常的阶段，因此民间一向有"春天孩儿脸，一天变三变"的说法。另外春天还有昼夜温差大、云雨少、多风干燥等特点，所以极易发生流感、病毒性肝炎等传染性疾病，同时也是气管炎、心血管疾病的高发期，所以春季的饮食也要对应春季的特点，如此才能对应季节吃出健康。

春季饮食总原则

1. 减酸增辛养阳气

春季是万物生长、气候交替的季节，此时人体阳气不足，容易出现畏寒、肢冷等症状，此时应适当增加韭菜、荠菜、香菜、豆芽、香椿芽等辛温食物的摄入量，以帮助阳气生发。

2. 清平甘温以养肝

在顺应阳气生发的饮食基础上，春季还要常吃清平、甘温的食物来养肝。一般来说，绿色入肝，所以常吃绿色蔬菜，并增加萝卜、南瓜、山药、土豆、西兰花、小米、百合、山楂等摄入量，起到疏肝健脾、去除脾湿的功效，以免肝火太盛伤脾胃。

3. 减酸增甘养脾胃

春季不仅要养阳养肝，还要养脾胃，这样才能更好地辅助肝气。而在五味食物中，甘味食物具有滋养脾胃、润燥补气、解毒补血等多种功效，有助于脾胃运化。所以春季要增加糯米、黑豆、高粱、燕麦、南瓜、扁

豆、红枣、桂圆、核桃、荸荠、枸杞子等甘味食物的摄入量。

4. 少食油腻防上火

春天风大物燥，容易出现皮肤干燥、嘴唇干裂、上火等现象，所以饮食上应多吃新鲜蔬菜、水果以补充水分，并少吃油腻的食物防止上火。

5. 多吃深绿、红黄色蔬菜以防春困

春季容易出现身体疲乏、精神不振等"春困"现象，此时应多吃青椒、芹菜、菠菜、番茄、南瓜、胡萝卜等深绿色和红黄色的蔬菜，对恢复精力、消除"春困"很有作用。

6. 常吃抗病毒食物防流感

春季气候乍暖还寒，是流感高发季节。此时宜多吃洋葱、蘑菇、大蒜、瘦肉、红薯、杏仁、猕猴桃、柑橘、香蕉等杀菌、抗病毒的食物，以此增强人体抵抗力，防治流感。

春季养生食谱推荐

春季应多吃菠菜、娃娃菜、圆白菜、生菜、韭菜、空心菜、白菜、小白菜、香椿芽、荠菜、芹菜、花菜、芥蓝、马兰头、蒜薹、辣椒、青椒、洋葱、莴苣、春笋、萝卜、茄子、豆苗、荷兰豆、豌豆、黄瓜、丝瓜、青枣、枇杷、桑葚、草莓、莲雾等应季蔬果。具体可以参考以下食谱。

1. 韭菜炒虾仁

取虾仁50克，鸡蛋1个，韭菜250克，盐、淀粉、酱油、麻油各适量。虾仁洗净，泡入清水中，20分钟后捞出，沥干水分备用；韭菜择洗干净，切段；鸡蛋磕入碗中，搅拌均匀，加淀粉、麻油调匀，放入虾仁再次拌匀。锅中倒入适量植物油烧热，加虾仁蛋糊翻炒，待蛋糊凝住虾仁后放

入韭菜，翻炒至熟，加盐，淋酱油，翻炒均匀即可。

2. 蘑菇炒山药

取山药 150 克，香菇、猪肉各 50 克，葱花、盐、鸡精各适量。山药洗净、去皮、切片；香菇泡发，择洗干净，切片；猪肉切片。锅中倒入适量植物油烧热，放入葱花爆香，加猪肉翻炒至变色，加香菇翻炒 1 分钟，加山药翻炒至熟，加盐、鸡精调味即可。

3. 白萝卜炖牛腩

取白萝卜 200 克，牛腩 100 克，八角 1 个，葱末、姜片、盐、料酒、酱油、胡椒粉各适量。白萝卜洗净，去皮，切块；牛腩洗净，切块，放入沸水锅中焯去血沫。沙锅置火上，放入焯好的牛腩、酱油、料酒、姜片、八角和适量清水，武火煮沸后转文火炖 2 小时，加白萝卜，继续炖至熟烂，加盐、胡椒粉搅拌均匀，加葱末调味即可。

4. 金橘山药小米粥

取金橘 20 克，山药 50 克，小米 100 克，白糖适量。金橘洗净，去籽，切成薄片，备用；小米淘洗干净；山药去皮，洗净，切片。小米、山药放入锅中，加适量水武火煮沸，转文火慢炖至粥将熟时，加金橘继续煮至粥成，加白糖调味即可。

5. 大蒜烧茄子

取大茄子 1 个，大蒜 2 头，葱、姜、高汤、盐、白糖、酱油、味精、淀粉各适量。茄子去蒂，洗净，切块；蒜去皮，洗净，切成两半；葱、姜切末；白糖、淀粉加水调成水淀粉。锅中倒入适量植物油烧热，加茄子放入锅中翻炒，待变色、变软后放入姜末、酱油、盐、蒜瓣、高汤武火煮沸，转文火、盖锅盖焖 1 分钟，加葱末，调入水淀粉，转文火收汁，加味精翻炒均匀即可。

━ 第三节　夏季生机焕发，补充津液养好心

夏季阳气盛于外，是万物生机活跃的季节，气候炎热，气温也达到了一年之中的最高点，是人体新陈代谢旺盛的时期。所以夏季饮食养生的基本原则应是防暑邪、防湿邪、养肺，注意保护人体阳气，不可因避暑而过分贪凉，导致受凉、感冒、腹泻等病症。

🍚 夏季饮食总原则

1. 多吃清淡易消化的食物

夏季阳气渐长，阴气渐弱，所以此时宜吃清淡、易消化的食物，少吃肉类、油腻、辛辣的食物，这样利于滋阴。

2. 要合理补充水分

夏季气候炎热，出汗多，因此身体水分会随之流失，造成体内津液不足。所以夏天要合理补充水分，不能等到口渴时再喝水，即使不口渴也要保证一定的饮水量，尤其是早上起床后，最好喝一杯温水，既可以补充一夜所消耗的水分，降低血液浓度，促进血液循环，又可以维持体液的正常水平。不过三餐前、晚上临睡前不宜饮水，太过口渴时不宜过量、大口饮水。除了喝白开水之外，还可以喝茶。与此同时，还要注意补充钾、钠等无机盐，常吃土豆、香菇、香蕉、西瓜、紫菜、海带等食物，高温工作下的人们可以选择喝含钾饮料。

3. 补充维生素

夏季人体出汗多，容易损失维生素，而且出汗的同时会排出大量的皮脂，容易堵塞毛孔，引起痤疮（一种毒疮），多吃富含维生素的食物不仅

可以补充流失的维生素，还可以起到护肤的功效。因此新鲜的蔬菜、水果在夏季尤其要多吃。

4. 补充蛋白质

夏天是人体代谢最旺盛、消耗最大的时候，在这样的高温环境下，人们体温会升高、水分流失会增多、氮损失也会增多，会导致蛋白质分解代谢增强。所以要多补充蛋白质，每天需要补充 100~200 克，可以选择富含优质蛋白质的鱼肉、蛋类、瘦肉、鸡肉等食材。

5. 适当吃苦、吃酸

苦味食物具有清热的功效，因此夏季吃些苦味食物可以帮助人体清热泻火、解暑消渴，还可以增进食欲。一般比较常见的苦味食物有苦瓜、苦笋、苦菜、蒲公英、仙人掌、莴苣等。酸味食物具有敛汗、祛湿、止泻的功效，适当吃一些不仅可以预防夏季流汗太多导致的伤阴耗气，还能起到健胃消食、生津解渴的功效，一般比较常见的酸味食物有山楂、葡萄、乌梅、草莓、柠檬、番茄等。此外，也可以在日常菜肴里加些醋，不仅能增味，还能预防肠胃疾病。

6. 适当吃些凉性果蔬

夏季天气炎热，很多人为了解暑喜欢吃冰镇的食物或直接喝冷饮，但是过凉的饮食和饮品容易引起肠胃功能紊乱，影响身体健康。所以针对夏季天气炎热，容易上火等问题，可以适当吃些凉性果蔬，达到解暑、除烦、清热、排毒的功效。一般常见的凉性果蔬有生菜、芹菜、茄子、番茄、黄瓜、荸荠、猕猴桃、柚子、香瓜、西瓜、梨等。

7. 养心气

夏季肝气被减弱，心气却增强了。所以应多吃些养心的食物，比如鱼类、豆类、芝麻、小米、玉米、洋葱、芹菜、黄瓜等食物，少吃苦瓜、杏仁等。

夏季养生食谱推荐

夏季应多吃油麦菜、圆白菜、生菜、空心菜、苋菜、龙须菜、冬瓜、佛手瓜、南瓜、黄瓜、丝瓜、苦瓜、豆角、番茄、茄子、辣椒、莴苣、竹笋、芦笋、茭白、洋葱、扁豆、四季豆、樱桃、草莓、莲雾、桃子、猕猴桃、菠萝、芒果、柠檬、百香果、火龙果、杏、香蕉、椰子、枇杷、番石榴、香瓜、荔枝、杨梅、李子、西瓜等应季蔬果。具体可以参考以下食谱。

1. 清炒油麦菜

取油麦菜500克，葱、姜、蒜、干辣椒、盐、蚝油、醋各适量。油麦菜择洗干净，切长段；葱、姜、蒜切末；干辣椒切丁。锅中倒入适量植物油武火烧至八成热，放入葱、姜、蒜爆香，加干辣椒继续炒出香味，加油麦菜爆炒，加盐、蚝油、醋翻炒均匀即可。

2. 凉拌黄瓜

黄瓜2根，干辣椒、葱、蒜、盐、花椒油、醋、白糖、味精各适量。黄瓜洗净，拍扁，切块；干辣椒切丁；葱、蒜切末。黄瓜、葱末、部分蒜末放入大碗中，加盐、味精腌制10分钟，倒出水分，加醋搅拌均匀。锅中倒入少量植物油烧热，加剩余蒜末、干辣椒丁爆香，趁热倒在黄瓜上，搅拌均匀后食用即可。

3. 赤豆百合汤

取赤豆、大米各100克，百合50克，冰糖适量。赤豆洗净，放入清水中浸泡1夜；百合洗净，用温水泡胀；大米淘洗干净，连同赤豆、百合一起放入锅中，加水煮至豆熟米烂，加冰糖继续煮至冰糖溶化即可。

4. 冬瓜炖排骨

取冬瓜、排骨各500克，姜1块，八角2个，盐、胡椒粉、鸡精各适量。冬瓜去皮，切块；排骨切成小块，洗净沥干水分，放入沸水锅中焯5分钟，捞出用清水洗净；姜拍破。沙锅中放入排骨、姜、大料和适量清水，放入火上武火煮沸，撇去浮沫，转文火慢炖1小时，放入冬瓜再炖约20分钟，捞出姜、大料，加盐、胡椒粉、鸡精搅拌均匀即可。

5. 姜汁莴苣

取莴苣300克，姜1块，盐、鸡精、醋各适量。莴苣去皮，洗净，切丝，放入沸水中焯至断生，捞出用凉水浸凉；姜连皮洗净，切细丝，加盐、清水碾压成姜汁。莴苣控干水分放入碗中，加姜汁、醋搅拌均匀即可。

━ 第四节　秋季天干物燥，饮食宜滋阴润肺

秋季气候交替，由热转凉，乍暖还寒，人体抵抗力较弱。此时应注意进补，以达到保健养生的目的。秋季养生应遵循润燥益气的原则，以防秋季容易出现的秋燥、便秘等症状。

秋季饮食总原则

1. 饮食要甘淡滋润

秋季气候干燥，应该增加甘淡滋润食物的摄入量，以此达到防秋燥的效果。一般比较常见的甘淡滋润之品有蜂蜜、芝麻、杏仁、梨、柑橘、香蕉、胡萝卜、冬瓜、银耳、海带、紫菜等。

2. 注意平衡营养

秋季饮食要注意平衡营养，这样才能补充因为夏季天气炎热、食欲下降而导致的营养不足，所以每样食材都要适量食用。而且进食时要细嚼慢

咽，既利于食物充分消化，又利于营养物质吸收。

3. 饮食要少辛增酸

所谓少辛是指要少吃一些辛味的食物，这是为了防止秋天肺气太盛。中医学认为，肺气太盛会损伤肝的功能，所以在秋天要"增酸"，以增加肝脏的功能，抵御过盛的肺气损伤人体。因此秋季要少吃一些辛味的葱、姜、韭菜、蒜、辣椒等，多吃莲子、芡实、山楂、柚子、石榴、葡萄、柠檬等酸味食物。

4. 要少吃苦燥之品来养肺

苦性燥，苦燥之品易伤津耗气。中医学认为，秋季燥邪当令，肺为娇脏，与秋季燥气相通，容易感受秋燥之邪。所以秋季饮食要忌苦燥，多吃一些滋阴润肺之品。如莲藕、梨、甘蔗、葡萄、菊花、鸭肉、兔肉等。

秋季养生食谱推荐

秋季应多吃生菜、芥蓝、白菜、莲藕、芋头、辣椒、玉米、胡萝卜、丝瓜、冬瓜、南瓜、莴苣、秋葵、菱角、四季豆、豆角、山药、扁豆、栗子、柚子、莲子、甘蔗、杨桃、番石榴、橘子、红枣、山楂、香蕉、杏、樱桃、无花果、桃、梨、核桃、柿子、葡萄、苹果、哈密瓜、木瓜等应季蔬果。具体可以参考以下食谱。

1. 莲藕烧鸭肉

取鸭肉、莲藕各300克，姜、蒜、豆瓣酱、料酒、盐、白糖、酱油各适量。鸭肉洗净，切大块；莲藕去皮，切成厚片；蒜去皮，姜切片。锅中倒入少许油烧热，放入鸭肉煎出油脂，放入蒜、姜片、盐、豆瓣酱炒出香味，加莲藕片、料酒、酱油和适量水武火煮沸，加少许白糖调味，转文火盖上锅盖炖至肉熟汤成即可。

2. 百合蜂蜜羹

取鲜百合 120 克，蜂蜜 30 克。鲜百合洗净，掰开放入碗中，加蜂蜜搅拌均匀，放入沸水锅中隔水蒸 4 分钟左右，关火再焖 2 分钟左右即可。

3. 红枣炖猪肘

取猪肘 800 克，枣干 20 克，葱、姜、盐、味精、白糖各适量。猪肘洗净；枣干用热水泡透，洗净；葱切段，姜拍碎。锅中倒入适量水，武火煮沸，放入猪肘、葱、姜，转中火煮透，捞出，猪肘晾凉，去骨，切成厚片，放入盘中。煮猪肘的汤中加入枣干、盐、味精、白糖搅拌均匀，倒入装猪肘的盘中，上蒸笼蒸透即可。

4. 柚子鸡

取鸡 1 只，柚子 500 克，葱、姜、盐、料酒、甜面酱各适量。鸡处理干净，控干水分；柚子外边的厚皮和里面的薄皮，保持果肉完整，并把柚子肉放入鸡腹中，鸡腹用线缝合。葱切段，姜切片。以上食材放入锅中，加水，武火煮沸，加料酒、甜面酱、盐，转文火继续炖熟即可。

5. 薏米雪梨粥

取薏米、大米各 100 克，雪梨 1 个，银耳半个，冰糖适量。薏米、大米淘洗干净；雪梨洗净，去核，切丁；银耳用温水泡发，洗净，撕成小片。薏米、大米、银耳放入锅中，加水武火煮沸，转文火炖至粥成时，加雪梨、冰糖继续煮至冰糖溶化即可。

━ 第五节　冬季万物收藏，注意温补肾阳

冬季气候寒冷，是万物收藏的季节，人体也是如此。此时注意饮食进补，不仅能有效提高人体免疫力，还能改善身体畏寒的状况，调节体内的

物质代谢，使能量最大限度地贮存在体内，为来年的身体健康打下坚实的基础。

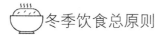冬季饮食总原则

1. 冬季宜温补肾阳

冬季是养肾的最佳季节。此时养肾不仅能帮助人体抵御寒冷，还可以提高人体免疫力和抗病力，延缓衰老。因此冬季可以常吃黑色食物，如黑豆、黑芝麻、黑米、木耳等均有补肾的作用。此外，山药、大豆、核桃、栗子、红薯、干贝、鲈鱼、羊肉等也是补肾佳品。

2. 饮食要增苦少咸

冬季肾的功能偏旺，如果再多吃一些咸味食品，肾气会更旺，从而极大地伤害心气，使心气减弱，影响人体健康。因此在冬季要少吃咸味食品，以防肾水过旺，而是要多吃些苦味食物，如橘子、莴苣、猪肝、茶等。

3. 饮食以温热易消化为主

黏硬、生冷的食物多属阴，冬季吃这类食物易损伤脾胃，而食物过热也容易损伤脾胃，并引起体内积热而致病，所以冬季饮食宜温热易消化。比如可以常吃黑芝麻、黑木耳、黑豆、金针菇、鲫鱼、虾等。

冬季养生食谱推荐

冬季应多吃白萝卜、胡萝卜、大白菜、芥蓝、花菜、茼蒿、菠菜、娃娃菜、芹菜、油菜、黄花菜、香菜、葱、莴苣、青椒、洋葱、土豆、柚子、甘蔗、柑橘、橙子等应季蔬果。具体可以参考以下菜谱。

1. 山药炒莴苣

取莴苣 200 克，山药 100 克，胡萝卜半根，腰果、盐、鸡精各适量。

莴苣去皮，洗净，切滚刀块；山药去皮，洗净，切块，泡入清水中；胡萝卜洗净，切滚刀块。锅中倒入适量水煮沸，放入莴苣、胡萝卜、山药焯至断生，捞出沥水。锅中倒入适量油文火烧热，放入腰果煎至两面金黄色，加莴苣、山药、胡萝卜、盐、鸡精翻炒均匀即可。

2. 胡萝卜炒猪肝

取猪肝 300 克，胡萝卜 1 根，青椒 1 个，葱、姜、蒜、盐、生抽、料酒、淀粉各适量。猪肝洗净，控水，切片，放入大碗中，加淀粉、料酒、生抽抓匀；胡萝卜洗净，切片；青椒洗净，去蒂，撕成小块；葱切末，姜、蒜切片。锅中倒入适量油烧热，加葱、姜、蒜爆香，加猪肝炒至变色，加胡萝卜片、青椒继续翻炒至熟，加盐调味即可。

3. 白萝卜炖羊肉

取白萝卜 500 克，羊肉 250 克，葱、姜、酱油、白糖、八角、料酒、盐、味精各适量。羊肉洗净，切块，放入沸水中焯去血水，捞出沥水备用；白萝卜洗净，切滚刀块；葱切段，姜切片。锅中倒入适量油烧至七成热，加白糖翻炒至白糖冒泡，加羊肉翻炒，待羊肉均匀上色后放酱油、葱段、姜片、八角翻炒均匀，倒入适量温水武火煮沸，加料酒，转文火炖至羊肉六成熟，加白萝卜、盐炖至熟烂，加味精调味即可。

4. 清炒大白菜

取大白菜 500 克，葱、姜、干辣椒、盐、白糖、高汤、水淀粉各适量。大白菜洗净，切丝；葱、姜切末，干辣椒切段。锅中倒入适量油烧热，放入葱姜末、干辣椒段爆香，加白菜丝、盐、白糖翻炒至熟，加水淀粉勾芡，加少许高汤调味即可。

5. 土豆炖牛肉

取土豆 2 个，牛肉 200 克，胡萝卜半个，荷兰豆、豆角各 30 克，葱、姜、料酒、盐、白糖、酱油、高汤各适量。土豆去皮，洗净，切块，泡入清水中；牛肉、胡萝卜分别洗净，切块；荷兰豆、豆角分别洗净，豆角切段；葱切段，姜切片。锅中倒入适量油烧热，放入姜片爆香，放入牛肉翻炒至牛肉变色，加土豆、胡萝卜翻炒均匀，加葱段、料酒、高汤文火煮沸，加荷兰豆、豆角、白糖、酱油继续文火慢炖至九成熟，加盐调味，继续炖至熟烂即可。

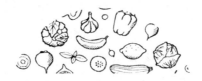

第七章 药食同源，常见疾病的饮食调理

━ 第一节 成人常见病饮食宜忌，平时注意促健康

本节主要盘点了我们日常生活中经常遇到的一些疾病，并帮助大家了解其饮食宜忌，以利于康复，促进身体健康。

1. 感冒

感冒患者多有食欲不振、消化不良等现象，所以饮食应清淡稀软，少量多餐，易于消化吸收；多饮水，帮助人体稀释血液中的毒素，加速代谢物的排泄，从而减轻感冒的症状；选择大米粥、小米粥、玉米面粥、米汤、烂面、绿豆、粳米、藕粉糊、杏仁粉糊、豆制品等流质、半流质食物食用；适当食用叶茎类、瓜茄类等富含维生素的蔬菜；多吃一些苹果、梨、橙子、西瓜、荸荠、甘蔗等汁液多的鲜果。忌吃甜腻、辛辣、烧烤、煎炸、高盐等刺激性食品；忌饮食不节；忌吃生冷瓜果及冷饮。感冒时注意这些饮食宜忌利于康复，否则容易加重症状。

2. 咳嗽

咳嗽总体饮食调理宜多喝水，以补充咳嗽时急速气流所带走的呼吸道黏膜上的水分；多吃新鲜的蔬菜和水果；饮食要易于消化且富有营养，应以清淡为主；避免油腻辛辣等刺激性的食物。具体来说，外感风寒型咳嗽宜吃葱、姜等疏散风寒的食物，忌吃香蕉、柿子、蚌肉、螃蟹、糯米等生冷、黏糯、滋腻之物；风热型咳嗽宜吃梨、无花果、西瓜、鸭蛋、胖大海、金银花等清热解毒的食物，忌吃龙眼、胡椒、辣椒、羊肉等辛热、滋补之品；肺燥型咳嗽宜吃蜂蜜、甘蔗、橄榄、鸭肉、银耳等滋阴润燥的食物，忌吃辣椒、炒花生、爆米花、炸鸡翅等香燥、煎炸、温热、辛辣的食物。

3. 发热

发热时要保证充足的水分和热量，以粥、牛奶、豆浆、菜汤、水果汁等易消化且营养丰富的食物为主，多喝水，以白开水、矿泉水为主；多食用富含维生素的食物，如新鲜水果及蔬菜；适当吃些葱、生姜、大蒜、辣椒、醋等，可辅助治疗发热；不宜食用难消化且油腻的食物，也不宜食用鸡、鹅及油炸食品。

4. 头痛

头痛时，总体饮食应以膳食清淡为主，慎用补虚之品。风寒头痛者宜多食葱、姜、豆豉、藿香、芹菜、菊花等具有疏风散邪作用的食物；风热头痛者宜多食绿豆、萝卜、莲藕、百合、生梨等具有清热作用的食物。此外，要戒烟、限酒、忌饮浓茶。

5. 贫血

有贫血症状的人，饮食要富于营养，以高热量、高蛋白、多维生素、含丰富无机盐的饮食为宜，如动物血、牛腩、番茄、圆白菜、西芹、土豆、洋葱、胡萝卜、豆腐、大枣、樱桃等，以帮助人体恢复造血功能。

6. 牙痛

牙痛时，要不吃糖、饼干、甜点等淀粉、高糖类食品，不吃过硬的食物；少吃过酸、过冷、过热的食物，并注意饭后漱口、刷牙、戒烟、酒等。

7. 口臭

有口臭症状时，宜多吃水果和粗粮等高纤维的饮食，包括大量的全谷物食品、新鲜水果和未加工的叶菜类，它们有助于消化并减少口臭的概率。少吃糖、蛋糕等甜食，少喝饮料，以保护牙齿和牙龈，并减少牙斑。

8. 哮喘

哮喘除常备急救药物之外，饮食上要注意少吃或不吃鱼、虾等海鲜、腌菜，以及生冷、辛辣、肥甘等食物，以免由于过敏而诱发哮喘。

9. 呕吐

呕吐反复发作者，最好及时入院进行检查，及早治疗。除此之外，要注意饮食清淡，少油腻，以免刺激胃部；采取少食多餐的饮食方法，饭前、饭后不要喝水；刚吃完饭不要马上躺下，以免食物反流，引起恶心、呕吐。

10. 慢性咽炎

有慢性咽炎者，饮食宜清淡，宜多吃梨、萝卜、话梅等食物，增强利咽作用；少吃辛辣、甜腻等刺激性食物；睡前 2 小时不宜进食，尤其是流质食物。

11. 胃部疾病

有胃部疾病者，饮食要有规律，三餐定时、定量，不暴饮暴食，不饥饱无常；宜精细，避免进食刺激性食物及难以消化的食物，并以温、软、淡、素、鲜为主要饮食原则，多吃富含维生素的食物；少吃生冷瓜果，不喝冷饮等；饮水择时，最佳的饮水时间是晨起空腹时及每次进餐前 1 小时，不可餐后立即饮水。除此之外，进食时要细嚼慢咽，对食物进行充分咀嚼，以利于消化。

12. 腹泻

有腹泻症状时，急性水泻期需暂时禁食，使肠道完全休息；排便次数减少，症状缓解后可改为低脂流质饮食，或低脂少渣、细软易消化的半流质饮食，如大米粥、藕粉、烂面条、面片等；腹泻基本停止后，可供给低脂少渣半流质饮食或软食，并少量多餐，以利于消化，如面条、粥、馒头等，同时适当限制含粗纤维多的蔬菜水果等，等康复后再逐渐过渡到普食。

13. 便秘

便秘时要多饮水，每天喝至少 2000 毫升的水；多吃含纤维较多的食物，特别是含膳食纤维多的新鲜蔬菜，如芹菜、韭菜等；适量吃一些含油脂多的食物，如芝麻、核桃仁、杏仁等；不宜食用太多含蛋白质的食物，要多吃含淀粉的食物；少食辛辣、温热、刺激性的食物，如辣椒、咖啡、酒、浓茶等。

14. 痔疮

痔疮患者宜多吃粗粮，如玉米、小米、红薯、全麦面粉等；多吃新鲜蔬菜、水果，尤其是芹菜、韭菜、苦瓜、萝卜、柚子、桑葚、香蕉等。这类食物不仅富含维生素、膳食纤维等多种营养元素，而且还能刺激肠蠕动，防止粪便在肠道内堆积。宜养成多饮水的习惯，最好喝些淡盐水或蜂蜜水，这些都有利于软化和滑润大便，防止便秘。忌饮酒，以免造成痔静脉充血、扩张，痔核脱出；忌饮食过饱或暴饮暴食，否则会加大痔疮的发病程度；忌吃辛辣刺激性食物，如辣椒、咖喱、胡椒、生姜等，会刺激直肠肛门黏膜，引起血管扩张及充血，加重痔疮的症状。

15. 颈椎疾病

颈椎病是由于椎体增生、骨质退化疏松等引起的，所以颈椎病患者应多吃富含钙、蛋白质、B 族维生素、维生素 C 和维生素 E 的食物，其中钙是骨骼的主要成分，在牛奶、鱼、猪尾骨、黄豆、黑豆等食物中含量为多；蛋白质是形成韧带、骨骼、肌肉不可缺少的营养元素，在瘦牛肉、蛋类、鱼类等食物中含量为多；B族维生素、维生素C和维生素E可以帮助缓解疼痛，解除疲劳，在牛奶、蛋黄、花生、玉米以及新鲜蔬菜、水果中含量较多。除此之外，颈椎疾病患者应忌食生冷和过热的食物，忌油腻厚味、辛辣刺激的食物，并戒烟、酒。

16. 肩周炎

肩周炎患者宜食有温通经脉、祛风散寒、除湿镇痛作用的食物，如薏米、木瓜、葱白、花椒、樱桃、豆浆、番茄、鸡肉、牛肉、羊肉等；宜食有补气养血、滋养肝肾的食物，如桑葚、葡萄、板栗、桂皮、糯米、黑米、高粱、黍米、芝麻、红枣、桂圆、核桃、牛肉、猪肚、鲫鱼、韭菜、洋葱、芥菜、香菜、生姜、葱、蒜等。除此之外，要慎食或忌食生冷性凉的食物，如红薯、豆腐、绿豆、海带、香蕉、柿子、西瓜、白萝卜等；忌食肥腻食品，如肥肉、奶油和油炸类食品；忌食海鲜、海鱼、蟹、海虾等，易加重病情；忌饮咖啡、浓茶等。

17. 腰部疾病

节制饮食，控制体重，减轻对腰、腿部的压力。多吃新鲜蔬果，尽量少吃肉及脂肪较高的食物，防止便秘，避免猛烈打喷嚏、剧烈咳嗽等增加腹压的因素。

18. 关节炎

少食肥腻之物，因其产生的酮体、酸类等可抑制T淋巴细胞功能，易引起和加重关节疼痛、肿胀、骨质脱钙疏松与关节破坏。少食甜食，因糖类易致过敏，可加重关节滑膜炎，引起关节肿胀和疼痛。可适量多食动物血、蛋、鱼、虾、豆制品、土豆、牛肉、鸡肉等富含组氨酸、精氨酸、核酸和胶原蛋白的食物。

19. 坐骨神经痛

饮食宜清淡易消化，忌食生冷过硬、寒凉、肥厚油腻、过咸、辛辣刺激性的食物。可选用猪肉、动物肝肾、黄鳝、贝类、蟹等食材以滋补肝肾。除此之外，还要适当吃些粗粮、新鲜蔬菜和水果，以补充维生素和膳食纤维；吃些核桃、白果、松子等坚果，含有丰富神经代谢的营养物质，对缓解坐骨神经痛有效。同时，要忌暴饮暴食、戒烟、忌酒。

20. 甲状腺肿大

甲状腺肿大患者需要补充热量、蛋白质、维生素和碘，可以通过均衡饮食来摄取。甲状腺肿大患者的均衡饮食既需要全面补充五谷杂粮、新鲜蔬菜、肉类、蛋类和乳类，也需要额外增加富含碘的海带、紫菜等海藻类产品的摄入量。除此之外，也可以将常吃的盐替换为含碘盐。

21. 脱发

经常脱发者需要补充维生素 E。维生素 E 可抵抗毛发衰老，促进细胞分裂，使毛发生长。因此可以多吃些杏仁、榛子、芒果、猕猴桃、番茄、菠菜等富含维生素 E 的食物。除此之外，还要多吃新鲜蔬菜和水果，它们大多富含碱性物质，可以减少体内代谢过程中产生的酸毒素，帮助养护头发。同时，要少吃糖分含量高、脂肪丰富的食物，避免辛辣、油腻等刺激性食物和茶、咖啡、酒等饮料。

▬ 第二节　小儿常见病饮食宜忌，温和有度为关键

小儿具有脏腑娇嫩、形气未充和迅速发育等生理特点，平时就需要补充充足的营养以满足小儿身体生长、发育需要，所以生病后饮食调理尤其重要。本节主要盘点小儿常见病的饮食宜忌，帮助家长呵护

小儿健康。

1. 小儿咳嗽

鱼、蟹、虾和肥肉等荤腥、油腻的食物助湿生痰，辣椒、胡椒、洋葱、芥末等辛辣食品对呼吸道有刺激作用，寒凉、甜酸、过咸等刺激性食物都会加重小儿咳嗽。所以小儿咳嗽时饮食要清淡，以新鲜蔬菜、水果和米糊、汤面等易消化的食物为主。如果咳嗽伴发热，要注意给小儿补充水分，根据不同季节可以选择白开水、凉茶、白菜汤、米汤、鲜果汁等。如果咳嗽伴咽喉肿痛，可以给孩子多吃草莓、猕猴桃等富含维生素 C 的水果。

2. 小儿发热

小儿发热时，以补充水分为第一要务，可以给宝宝喝凉开水、大麦茶、宝宝用的电离子饮料、鲜果汁等，也可以喝牛奶、母乳。如果宝宝有食欲，可以喂宝宝油脂少、松软容易消化的食物，比如粥、面、菜泥等；如果宝宝没有食欲，则不必强求，先保证水分充足即可。等宝宝食欲恢复后，再给宝宝添加蛋类、容易消化的肉类等，帮助宝宝补充营养。

3. 小儿盗汗

小儿盗汗要注意及时补充水分和盐分，并适当增加可以健脾、养阴生津的食物的摄入量。比如薏米、山药、扁豆、莲子、红枣等具有健脾养胃的功效，可以提高消化系统的功能，增强宝宝的体质，减轻盗汗现象；栗子、梨、葡萄、桃子、木瓜、银耳、百合、菠菜、桂圆、黑豆、胡萝卜、山药、鸡肉、鸡蛋、鱼肉等具有养阴生津的效果，也可以减少宝宝盗汗现象。由于小儿盗汗多与宝宝体质虚弱有关，特别是与宝宝的消化系统功能较弱有关。所以凡是容易对宝宝消化系统造成不良刺激的食物，如生冷、油腻、坚硬不易消化、辛辣刺激等食物，都不宜给宝宝食用。

4. 小儿肺炎

患小儿肺炎的宝宝大多消化功能低下，如果食用油腻厚味、辛辣刺激、生冷等食物，会加重对消化功能的影响，导致病情加重，所以饮食宜以清淡、易消化为主。此外，小儿肺炎伴发热者，忌高蛋白饮食，瘦肉、鱼和鸡蛋等的主要成分均为蛋白质。1 克蛋白质在体内可吸收 18 毫升水分，蛋白质摄入过多会造成水分流失，加重病情。忌食高糖食物，否则体内白细胞的杀菌作用会受到抑制。忌乱服用金银花、板蓝根等清热药，虽然对肺炎患儿有益，但是不能较长时间服用，尤其是对体质较弱者而言会伤及人体正气，使病情加重，所以一应用药要遵医嘱。

5. 小儿哮喘

小儿哮喘发作期间，饮食以流质或半流质为宜，调味要清淡可口。在此基础上，要适当搭配补充蛋白质、碳水化合物、脂肪这三大营养物质。为了减轻患病导致的食欲不振、消化不良等症状，哮喘患儿应补充足够的优质蛋白质如牛奶、鸡蛋等，约占营养摄入的35%。碳水化合物如五谷杂粮等是人体能量的主要来源，应占营养摄入的50%左右，但应避免过量食用产气食物，如面食、豆类和薯类。脂肪进食要少量，约占营养摄入的15%。同时，要多补充新鲜水果、蔬菜、全麦制品等富含维生素 A、B 族维生素、维生素 C 和铁、钙的食物，多饮水。除此之外，要忌冷饮、碳酸饮料，因为冷刺激或碳酸刺激往往可诱发气道痉挛，引起哮喘发作；忌辣椒、花椒、芥末、咖喱粉、咖啡等刺激性食物，红薯、土豆、韭菜、黄豆、面食等产气食物，蛋糕、咸菜等过甜、过咸的食物，花生、榛子等容易引发过敏的食物，因为这些食物都容易诱发哮喘。

6. 小儿积食

给孩子安排一日三餐要定时定量，不能饥一顿饱一顿，这会打乱孩子的胃肠道生物钟，影响消化功能正常运转。荤素搭配要合理，让孩子多吃蔬菜、水果，少吃肉，适当增加米、面食品，高蛋白饮食适量即可，以免增加肠胃负担。避免油炸、膨化食品的摄入，多喝水。如果要给予药物助消化，建议用乳酶素、婴儿素等，以山楂为主要成分的消食片不宜吃太多。

7. 小儿疳积

应注意饮食调节，疳积患儿必须忌口一个月，如豆类制品、麦类制品、糕饼，以及各类零食都要戒掉，以免胀气。多吃新鲜蔬菜、水果，以补充营养。

8. 小儿百日咳

顿咳初期，小儿饮食包括哺乳期的妈妈应忌油腻、辛辣、燥热类食物。顿咳中期，小儿饮食应忌油炸和辛辣食品、坚果等，以免痰液增多，咳嗽加剧。顿咳末期，更应忌油腻、厚味等不易消化食物，忌食生冷瓜果等容易损伤脾胃的食物，多食健脾益肺，有利于消化吸收的食物。同时还应忌食辛辣助热的食物，以防余热复炽，进一步损伤人体气阴，使脾肺更虚，不易康复。

9. 小儿腮腺炎

小儿腮腺炎患者适宜多吃新鲜的瓜果蔬菜，并适当增加冬瓜、苦瓜、丝瓜、菠菜、白萝卜、绿豆等清热之品，吃容易咀嚼和消化的流质、半流质食物，避免摄入过多橙子、橘子、柠檬、肉类等酸性食物，多饮水。

10. 小儿荨麻疹

发病期间应避免宝宝食用海鲜、罐头、腌腊食品、冷饮等，多食含有丰富维生素的新鲜蔬菜和水果。

11. 小儿腹泻

病情不严重时，家长可以给孩子喂口服补液盐水，少量多次地喂，每2~3分钟喂一次，每次用汤匙喂10~20毫升，一般约4~6小时即能帮助缓解腹泻造成的缺水等症状，如果病情严重，应及时带孩子去看医生。同时，要注意合理喂养，饮食以新鲜、易消化的食物为主。忌食生冷、辛辣刺激的食物；豆类、面食等容易导致腹胀的食物；芹菜、菠菜、韭菜、笋类等富含粗纤维较多的食物，以免加重病情。

12. 小儿便秘

调整孩子的饮食结构，使其饮食多样化，让孩子多吃水果、蔬菜等富含粗纤维的食品。同时要注意补充水分，每天早上起床后和每次餐前半小时空腹喝一杯蜂蜜水或者凉白开，这样可以起到润肠通便的作用。

▬ 第三节　女性常见病饮食宜忌，对症调理更有效

现代社会中，大多数女性身兼数职，既要工作，又要兼顾家庭，不仅体力上容易跟不上，精神上也要面对来自各方面的压力，同时还要受到生理周期、天气等诸多因素的影响，造成身体、精神双重"损伤"。因此，平时做好饮食调理，尤其注意各种女性常见病的饮食宜忌，可以帮助女性养护身体，利于疾病尽快康复。

1. 痛经

避免吃过甜或过咸的垃圾食物，多吃蔬菜、水果、鸡肉、鱼肉，并尽量少食多餐。在月经前及期间，增加大米、面粉、菠菜、小白菜、牛奶、虾等含钙食物，全麦、大豆、坚果、土豆、蘑菇、紫菜、芝麻酱等含镁食物的摄取量。远离咖啡、茶、可乐等含咖啡因的食物，冰淇淋、生冷瓜果、冰镇食物等生冷食物。尽量不喝酒，如果要喝，限制在 1～2 杯之间。

2. 月经不调

月经过多者宜注重补气养血食物的摄入量，可多吃木耳、红枣、葡

萄、芝麻、胡萝卜、莲藕、鸡肉、鸭肉、猪蹄、鲫鱼等食物；忌蒜、生姜、辣椒、洋葱、韭菜等辛辣刺激性食物，煎炸、熏烤类食物。月经过少及闭经者宜多吃核桃仁、大枣、莲藕、木耳、墨鱼、豆类、新鲜蔬果等养血调经的食物；忌生冷及刺激性的食品，比如巧克力、糖果、甜点等高糖食品。经期提前5天以上者，宜多食新鲜蔬果，尤其是茼蒿、黄瓜、生藕、芹菜、苦瓜、梨、绿豆等具有清热凉血作用的食物，乌鸡、榛子、莲子等补气肾固作用的食物；忌食辛辣刺激等动火助热食品，少食鱼、蟹、桃子、红糖等有活血作用的食物。

3. 白带异常

宜均衡饮食，补充营养，并适当多吃山药、扁豆、莲子、芡实、白果、薏米、蚕豆、绿豆、木耳、豇豆、核桃仁、淡菜、芹菜、猪肚、乌鸡等健脾祛湿的食物。忌食肥甘厚味及甜腻食品，比如葱、蒜、姜、辣椒、酒等刺激性食物，以及煎炒、油炸类燥热性食物。如果白带为黄带、血性白带，多为湿热，宜多喝汤水、饮食清淡，并多吃新鲜蔬菜，尤其是芹菜、冬瓜、苋菜、西瓜、荸荠、绿豆、赤豆、紫菜、鲜藕等清热凉血的食物。

4. 阴道炎

注意饮食清淡、营养，多食新鲜蔬菜和水果，多饮水，并适当食用马齿苋、鱼腥草、马兰头、菊花脑等带有抗菌功能的食物。忌食海鲜，甜腻、油腻食物，高糖食物，辛辣刺激性食物等，以免助长湿热，加重阴道炎症状。

5. 外阴瘙痒

注意日常饮食调理，宜适当多吃牛奶、豆浆、蛋类等富含蛋白质，以及新鲜水果、蔬菜等富含维生素、碳水化合物、矿物质等营养元素的食物。多喝水，加速身体新陈代谢，缓解症状。除此之外，要忌食鱼类、虾、蟹、猪头肉、鹅肉、鸡翅、鸡爪等发物，油条、奶油、黄油、巧克力，以及煎炸等油腻食物。

6. 乳腺炎

乳腺炎患者饮食宜清淡而富有营养，增加新鲜蔬菜、水果的摄入量，降低脂肪类食物的摄入量。忌食辛辣刺激、海腥河鲜，以及烧、烤、煎、炸、温热性食物。

7. 乳腺增生

少食多餐，采用低糖、低脂饮食，多吃新鲜蔬菜、水果和五谷杂粮。适当增加海带、鱼类、豆制品、白菜、红薯、酸奶等含碘食物的摄入量，降低体内雌激素水平，消除乳腺增生的隐患。多吃碱性食品，比如赤豆、萝卜、紫甘蓝、洋葱、豆腐、苹果等弱碱性食物；萝卜干、大豆、胡萝卜、番茄、香蕉、橘子、草莓等中碱性食物；葡萄、茶叶、海带、柠檬等强碱性食物。除此之外要忌燥热、辛辣刺激食物，忌热性、油腻食物，忌发物等。

8. 宫寒

宜适当多吃黑米、木耳、黑枣、黑芝麻等黑色食物和生姜、大枣、桂圆、荔枝、红糖、坚果、韭菜、洋葱、羊肉、虾等驱寒温补食物。如果饮食中有冷菜又有热菜，要遵循"先热后冷"的饮食原则。忌生冷、辛辣。

9. 子宫肌瘤

保持清淡饮食，按时按量，避免暴饮暴食。多吃鱼肉、鸡蛋和新鲜的蔬菜、水果，以及坚果、黄豆。少吃辛辣、油炸和烧烤、腌制类食物。

10. 子宫脱垂

在日常规律、均衡饮食的基础上，多吃益气健脾、补肾固脱之品，如芡实、薏米、山药、金樱子、覆盆子等。少吃白萝卜、茄子、香瓜、柿子、海带等滑腻、破气的食物，葱、姜、蒜、辣椒、韭菜、胡椒等辛辣刺激性食物，羊肉、牛肉、红参、鹿茸等温热食物，蟹、蚌、田螺、油炸、生冷等食物。

11. 盆腔炎

盆腔炎患者饮食宜清淡、易消化，并在饮食中适当加入山楂、桃仁、陈皮、玫瑰花、金橘等具有活血理气散结的食物，适当多吃瘦猪肉、鸭肉、鹌鹑、鸡蛋、动物肝脏、鱼类、黄豆、花生、豆腐等高蛋白食物。忌食生冷、辛辣温热、肥腻黏滞、腌制等食物。如果是急性盆腔炎患者，应多饮水，采用半流质饮食，如米汤、藕粉、葡萄汁、苹果汁、酸梅汤等。

12. 卵巢早衰

宜多食奶制品、豆制品、海带、虾等含钙食物，绿色蔬菜、柑橘类水果、全谷类等富含叶酸的食物，并多吃新鲜蔬菜、水果等富含维生素 C、维生素 E、胡萝卜素的食物，少吃煎炸、辛辣等刺激性食物，减少盐分、酒精、咖啡摄入。

13. 多囊卵巢综合征

三餐定时定量，荤素搭配，保证营养的同时切勿过饱。多吃新鲜蔬菜、水果，尤其是适当多吃白萝卜、洋葱、圆白菜、山药、油菜、香菇、瘦肉、鸡蛋、鲫鱼、苹果、荸荠、枇杷、白果、大枣、扁豆、紫菜、海蜇等健脾利湿、化痰祛痰的食物，少吃肥甘厚味、辛辣刺激、生冷饮食。

14. 不孕

以食物多样、搭配合理为主要原则，多吃蔬菜、水果，少吃油腻与刺激性食品，烹饪食物要以植物油为主，动物油为辅，并适当多吃核桃仁、栗子、松子、榛子、黑芝麻等，以获取更多的不饱和脂肪酸。除此之外，主食宜多吃大米、小米、玉米面、黑豆等，可以滋补肝肾、抗衰老；肉蛋奶类宜选择羊肉、猪肾、鸽肉、牛奶、鸡蛋等，以补充优质蛋白质。忌食生冷、寒滑的食物。同时，要少吃胡萝卜。因为胡萝卜含有丰富的胡萝素，摄入大量的胡萝卜素会引起闭经和抑制卵巢的正常排卵功能，不利于怀孕。

15. 产后缺乳

平衡摄取充足的营养，特别是增加蛋白质和钙的摄入，比如肉、鱼、鸡蛋、豆腐等食品，但要注意食物烹饪方法不能太油腻。多摄入富含维生素和膳食纤维的蔬菜、水果。除此之外，可以增加汤类饮食，如花生猪蹄汤、鲫鱼汤、海带排骨汤等。

16. 更年期综合征

注意更年期营养，采取低热量、低脂肪、低糖类、高蛋白、高维生素的饮食原则。每日适宜食用250～400克主食，以米、面、粗粮、豆类、薯类为首选；盐分摄入量控制在6克以内；肉类食物应控制在50～75克，食用油在25克以内，尽量选择植物油；增加牛奶、酸奶、豆制品、海带等含钙食品的摄入量；适当多吃坚果、粗粮、豆类、瘦肉等富含B族维生素的食物。

第四节 男性常见病饮食宜忌，合理进补很重要

现代社会，男性所承担的压力也越来越大，忙碌的工作，快节奏的生活，对男性身体健康影响较大。如果从事的工作经常加班、应酬，还会出现饮食无定时、不定量、不规律和饮酒过量等情况，对健康影响更大。所以男性日常生活中要注重饮食调理，并注意常见病的饮食宜忌，保障日常健康，利于疾病康复。

1. 前列腺炎

注意饮食结构，保证营养均衡。日常主食及豆类宜选择粳米、小米、

玉米面、高粱米、赤豆、绿豆、蚕豆、黄豆、黑豆等有利尿作用的食物；肉蛋奶类宜选择猪肉、鸡肉、鲤鱼、青鱼、黄鱼、鲈鱼、贝类等富含硒、锌元素的食物；蔬菜宜选择冬瓜、南瓜、黄瓜、苦瓜、西葫芦、白萝卜、苋菜、茄子、海带等通利小便、清热解毒的食物；水果宜选择西瓜、甜瓜、苹果、李子、葡萄、柑、橘子、菠萝、荸荠、甘蔗等清热凉血的食物。同时要忌食辛辣刺激、生冷、发物等食物。

2. 前列腺增生

戒烟、限酒，少吃辛辣刺激性食物，少喝咖啡及橘汁，少食白糖和精制面粉所制成的食物，这些食物会导致前列腺增生症状加重。多吃新鲜蔬菜、水果、蜂蜜、粗粮及大豆制品。多喝水，有助于稀释尿液，饮水以凉白开为宜。

3. 早泄

在日常规律、均衡饮食的基础上，适当多吃壮阳食物，如羊肉、核桃等。此外，动物内脏含有大量的性激素和肾上腺皮质激素，能增强精子活力，提高性欲，可适量常吃。

4. 不育

不育者在常规饮食的基础上，可以增加山药、黄鳝、墨鱼、核桃、花生、紫菜含有蛋白质和精氨酸的食物，动物肝、植物油、胡萝卜、番茄、南瓜、扁豆、大枣等含有维生素A、维生素E的食物，鱼、虾、牡蛎、蛤、蚌、海带、蛋类，以及木耳、核桃、蜂蜜、大豆、红糖等含有较多微量元素的食品。忌可乐、雪碧、浓咖啡等饮料，芹菜、猪胆等食物。此外要戒烟、戒酒。

5. 阳痿

在男性常规饮食的基础上，可适当多吃羊肉、羊肾等含有大量性激素和肾上腺皮质激素的食物，增强精子活力，提高性欲。此外，含锌的食物，如瘦肉、猪肝、鱼类、蛋黄等，也有助于提高性功能，预防阳痿。

6. 阴囊湿疹

饮食以偏素、易于消化的食物，可以多吃冬瓜、莲藕、莲子、绿豆、赤豆等健脾除湿的食物为主，忌食辛辣刺激、腥发动风的海产品和牛奶、鸡蛋等食物，忌饮浓茶、咖啡、酒类等。

7. 附睾炎

改善饮食结构，防止高胆固醇类食物的摄入，多食富含膳食纤维、维生素C的蔬菜、水果，以提高人体抗炎能力；多喝赤豆汤、绿豆汤等有清热利湿的汤品。忌食辛辣、刺激、生冷食物及发物，戒烟、戒酒、戒咖啡。

8. 遗精

遗精患者饮食宜清淡且富有营养，且以偏补益为主，可以适当增加五谷杂粮、黑豆、核桃仁、栗子、莲子、油菜、白菜、豆芽等的摄入量，少吃动火助阳食物，如鸡肉、羊肉、虾、葱、蒜、韭菜、辣椒等温热性、刺激食物。戒酒、戒烟。

▬ 第五节　中老年常见病饮食宜忌，均衡清淡更健康

中老年身体的各功能进入衰退期，胃肠道功能也会跟着退化，因此饮食对中老年人健康尤为重要。尤其是对于各种中老年常见病，注重饮食宜忌可以让疾病尽快恢复。

1. 老年性白内障

老年性白内障患者在常规饮食的基础上，需要额外补钙、控糖，并且

多吃新鲜绿色蔬菜、水果等富含维生素 C 的食物，青鱼、沙丁鱼、瘦肉、花生、核桃仁、牡蛎等含锌的食物，芦笋、蘑菇、全谷类、鱼、虾等含硒食物。

2. 支气管炎

支气管炎患者饮食忌口味偏嗜，宜清淡，多吃新鲜蔬菜、黄豆等食物，多吃猪肉、牛肉、羊肉、枇杷、梨、百合、大枣、莲子等健脾益肺、补肾理气的食物。忌食黄鱼、带鱼、虾蟹、肥肉等油腻食物，以及辣椒、胡椒、葱、蒜、韭菜等辛辣刺激性食物。

3. 冠心病

冠心病患者宜选择脂肪、胆固醇含量较低，维生素、膳食纤维、无机盐和微量元素含量较高的食物。主食要注意粗细搭配，副食要丰富多样，新鲜蔬菜、水果、菌藻类、瘦肉、鱼类、奶类、蛋清等按需食用即可。忌食猪油、黄油、肥肉、动物脑、动物内脏、蛋黄、鱼子、贝类等脂肪、胆固醇含量较高的食物；巧克力、蛋糕、冰淇淋等含糖量较高的食物。

4. 心绞痛

克服不良饮食习惯，少吃盐，控制脂肪摄入，忌食动物内脏，多吃一些富含膳食纤维和维生素的新鲜蔬菜、水果和粗粮，多吃富含蛋白质的海鱼和大豆。同时要注意少食多餐，忌暴饮暴食、刺激性食物和饮品，并戒烟、戒酒。

5. 高血压

高血压患者饮食要清淡，每日盐分摄入量不宜超过 6 克，多吃粗粮、杂粮、新鲜蔬菜和水果、豆制品、瘦肉、鱼、鸡等食物，少吃动物油脂和油腻食品，少吃糖、浓茶、咖啡等刺激性食品。同时，要多吃含钾、钙丰富而含钠低的食物，含钾丰富的食物有土豆、芋头、茄子、莴苣、海带、冬瓜、西瓜、柑橘、豆类等，含钙丰富的食物有牛奶、酸奶、虾皮、芝麻酱、绿色蔬菜等。此外，要戒烟、戒酒、忌浓茶，忌暴饮暴食和辛辣、高热能、胀气食物。

6. 糖尿病

糖尿病患者宜吃莜麦面、荞麦面、燕麦片、玉米面、紫山药等富含 B 族维生素、膳食纤维，但糖分含量较少的五谷杂粮；多吃富含蛋白质、无机盐、维生素和不饱和脂肪酸的豆类及豆制品；多吃苦瓜、洋葱、南瓜、香菇、柚子等可以降低血糖的食物。同时不宜吃动物内脏、蛋黄、肥肉、黄油等高胆固醇及动物脂肪的食物；不宜吃各种糖、蜜饯、水果罐头、汽水、果汁、果酱、冰淇淋、蛋糕、甜饼干等高糖食物及饮品；不宜饮酒等。

7. 高脂血症

高脂血症患者要合理调整膳食结构，主食应以谷类为主，碳水化合物占总热量的 55% 以上；增加豆类食品的摄入量，平均每日摄入 30 克；动物蛋白的摄入占每日蛋白摄入总量的 20%，脂肪不超过总热量的 20%；新鲜水果、蔬菜每日 400 克以上，以深色或绿色为主。同时要忌吃或少吃蛋黄、牛肉、猪脑、猪肝、皮蛋、鳗鱼、蟹黄、鱼籽等高胆固醇食物；忌吃蛋糕、冰淇淋等高糖食物；忌饮浓茶、咖啡等刺激性饮品。除此之外，还要避免晚餐用餐太晚、盲目节食、就餐次数过少等。

8. 动脉硬化

动脉硬化患者饮食宜清淡不过饱、偏素少饮酒，要多吃新鲜蔬菜、水果等富含维生素、矿物质的食物；多吃海带、海鱼等富含碘、钙、铁、硒、蛋白质和不饱和脂肪酸的食物。同时要少吃动物油和动物脂肪、动物内脏等高脂肪食物。

9. 老年痴呆症

常吃大豆及其制品、鱼脑、蛋黄、猪肝、芝麻、山药、蘑菇、花生等富含卵磷脂的食物，常吃肉、蛋、奶、鱼、虾等富含维生素 B_{12} 的食物；多吃燕麦、玉米、黄豆、绿豆等富含膳食纤维的粗粮。同时饮食要八分饱，不可暴饮暴食；进食不宜过快；定时就餐，且晚餐不宜过晚；少吃肥肉、甜食、咸菜、辛辣等"重口味"食物。

10. 中风及中风后遗症

中风先兆阶段有头晕目眩、肢体麻木等症状，此时应禁食肥甘厚腻食物，饮食宜清淡易消化，忌酒。中风阶段有的患者神志不清或昏迷，应暂停进食，抢救度过危险期后神志不清者可以鼻饲流质饮食，神志清醒的可以进流质、半流质饮食，如菜汤或猪骨汤熬成的稀粥。中风后遗症患者一般应少吃动物脂肪，提倡低脂饮食，用植物油代替动物油；吃营养丰富且易于消化的食物，如乳类、鱼类、禽类、蛋类、大豆制品等。除此之外，新鲜蔬菜、水果除了神志昏迷时期，每个阶段都应补充。